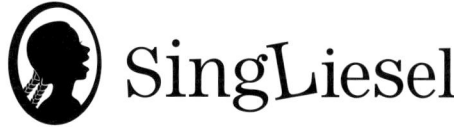

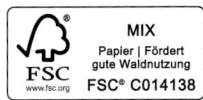

Über den Autor:
Linus Paul entwickelt seit vielen Jahren Bücher- und Beschäftigungskonzepte für ältere Menschen. Viele seiner Bücher gehören inzwischen zur Standardausstattung von Pflegeeinrichtungen.

6. Auflage 2024
© SingLiesel GmbH, Karlsruhe

Printed in Czech Republic
ISBN 978-3-944360-80-5

Alle Rechte, auch die des auszugsweisen Nachdrucks, vorbehalten. Dies betrifft auch die Vervielfältigung und Übertragung einzelner Textabschnitte, Zeichnungen, Bilder oder Aufnahmen durch Verfahren wie Speicherung, Übertragung auf Papier oder unter Verwendung elektronischer Systeme.

Das große Beschäftigungs- und Ideen-Buch
für Menschen mit Demenz

Linus Paul

SingLiesel Verlag

Inhaltsverzeichnis

Inhaltsverzeichnis 4

Vorwort 7

Freizeit & Geselligkeit
„Froh zu sein bedarf es wenig und wer froh ist, ist ein König"

1	Dalli Klick	10
2	Ein ganz persönliches Memo-Spiel	12
3	Kegelbrüder und Kegelschwestern	14
4	Mit Musik geht alles besser	16
5	Kartenspiele für eine Person	18
6	Kartenspiele für mehrere Personen	20
7	Buchstaben ergänzen und neue Wörter finden	22

Küche & Haushalt
„Über'm vollen Bauch lächelt ein fröhliches Haupt"

8	Kochen mit fünf Zutaten	26
9	Kräutersäckchen	28
10	Was riecht da so?	30
11	Eigener Herd ist Goldes Wert – Einmachzeit	32
12	Die „Küchenhilfe von der Eckbank"	34

Natur & Garten
„Dumme rennen, Kluge warten, Weise gehen in den Garten"

13	Frühlingserwachen	38
14	In Wald und Flur	40
15	Früchte aus Papiermaché	42
16	Erntezeit	44
17	Blätter-Bilder	46
18	Ein farbenfrohes Herbst-Mobile	48

Feste & Feiertage
„Man muss die Feste feiern, wie sie fallen"

19	Feste & Feiertage	52
20	Duftende Adventsleuchten	54
21	Leise rieselt der Schnee … Schneekugeln	56

Alltägliches
„Geteilte Freude ist doppelte Freude"

22	Sportzeitungen und Klatschmagazine	60
23	Was scheppert da?	64
24	Hut ab! Chapeau!	66
25	Der Deutschen liebstes Kind … Das Auto	68
26	Ordnung ist das halbe Leben	70

Mannsbilder
„Selbst ist der Mann"

27	Männerclub	74
28	Die blaue Mauritius - Münzen oder Briefmarken sammeln	76
29	Bierdeckel-Puzzle	78
30	Heimwerker-Kiste	80

Arbeit & Beruf
„Arbeit, die getan, sieht man ruhig an"

31	Im Büro	84
32	Maler, Bäcker, Maurer, Zimmermann	88
33	Berufe raten	90
34	MfG, DIN, TÜV … Abkürzungen	92

Ferienzeit
„Reisende soll man nicht aufhalten"

35	Deutschlandreise	96
36	Das Streckennetz der Bahn	98
37	So schmeckt Deutschland	100
38	Stadt, Land, Fluss	104
39	Ich packe meinen Koffer	106

Alte Kinderspiele – neu entdeckt
„Kleine Kinder spielen gerne, große noch viel lieber"

40	Murmel-Spiel	110
41	Käsekästchen	112
42	Drei gewinnt … Tic-Tac-Toe	113
43	Schiffe versenken	114
44	Pusteblume und Pustebausch	116

Anhang: Volkslieder
„Wo man singt, da lass dich nieder…"

Alle Vögel sind schon da	120
Kuckuck, Kuckuck, ruft's aus dem Wald	121
Nun will der Lenz uns grüßen	122
Kein schöner Land in dieser Zeit	123
Schön ist die Welt	124
Im Frühtau zu Berge	125
Hejo, spann den Wagen an	126
Bunt sind schon die Wälder	127
Spannenlanger Hansel, nudeldicke Dirn	128
Schneeflöckchen, Weißröckchen	129
Alle Jahre wieder	130
Winter ade	131

Vorwort

Wie die Zeit vergeht... aber wie vergeht nur die Zeit?

„Komm, wir machen was zusammen!" - ist das nicht eine der schönsten Liebeserklärungen? Doch wie schwer ist es manchmal, das Richtige zu finden, etwas, das allen Beteiligten gerecht wird und dabei mühelos im Alltag umzusetzen ist.

Wir geben es ja ungerne zu, aber die Frage „Wie kriegen wir den Nachmittag rum?" kennt fast jeder und das nicht nur, wenn man mit kleinen Kindern zu tun hat, sondern erst recht, wenn man sich um alte Menschen kümmert, die sich diese Frage manchmal sogar selber stellen, oder sie in ihrem Verhalten deutlich ausdrücken.

Wir haben im Zusammenspiel mit Angehörigen und Betreuungskräften in diesem Buch **die schönsten Ideen zum Zeitvertreib** gesammelt.

Natürlich wird nicht jede dieser Ideen für jeden Beteiligten passen: für den einen darf Beschäftigung gerne Spielcharakter haben, den anderen stört schon das Wort „Spiel"; manch einer mag lieber handwerklich tätig sein, andere freuen sich am Basteln.

Wir haben alte Menschen getroffen, die begeistert beim Kuchenbacken geholfen haben, weil sie das früher immer gemacht haben und andere, die grade deshalb keine Lust am Teig rühren hatten, weil sie früher so viel backen mussten. Bettlägerige Senioren genießen es häufig am meisten, wenn man über die bloße Andeutung von Tätigkeiten ins Gespräch gerät und sich an glückliche Erlebnisse von früher erinnert.

Allen Ideen, die wir in den letzten Monaten zusammengetragen haben, ist gemeinsam, dass sie unkompliziert und ohne lange Vorbereitungen umzusetzen sind und dass sie den Ausgangspunkt für ein Gespräch bilden können.

Ob der Kuchen gelingt oder zu süss geworden ist, die Schachtel mit den Knöpfen am Ende wirklich sortiert ist oder durcheinander – der Sinn der Beschäftigung liegt in der gemeinsam verbrachten, erfüllten Zeit.
Komm, wir machen was zusammen: wenn unsere Ideen Sie auf weitere Ideen bringen, ist dies das größte Kompliment für uns.

Annette Röser
Verlegerin

Freizeit & Geselligkeit

„Froh zu sein bedarf es wenig
und wer froh ist, ist ein König"

In der heutigen Zeit findet der Feierabend in Familien oft vereinzelt statt: einer sitzt vorm Fernseher, einer vorm Computer, einer ist im Kino, einer kommt sowieso spät von der Arbeit. Früher war es viel selbstverständlicher, gemeinsam einem spielerischen Zeitvertreib nachzugehen. Das geht auch ganz ohne aufwändiges „Equipment" – und macht allen Freude. Im Folgenden ein paar Beispiele.

Freizeit & Geselligkeit

1 Dalli Klick

Erinnern Sie sich noch an „Dalli Dalli"? Von 1971 bis 1986 moderierte Hans Rosenthal die beliebte Quiz-Sendung. Unvergesslich ist seine Frage ins Publikum: „Sie sind der Meinung, das war …?", rief Hans Rosenthal. „… Spitze!", antwortete wie aus einem Mund der ganze Saal. Und „Spitze!" war seitdem das neue Modewort.

Höhepunkt der Show war das Spiel „Dalli Klick". Hierbei wurde ein verdecktes Bild gezeigt. Nach und nach wurden Teile davon aufgedeckt, bis ein Kandidat erriet, was darauf zu sehen war. „Dalli Klick" können Sie leicht nachspielen.

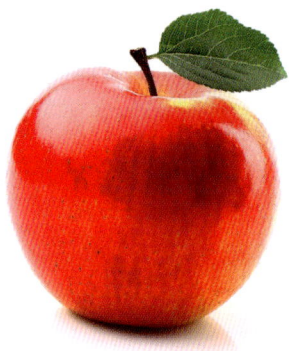

Material
- Bilder zu einem bestimmten Thema im A4-Format (z. B. Obst oder Blumen)
- stabiler Bastelkarton in der Größe der Bilder
- Klebstoff
- zwei Korken
- Würfel
- Spielmarken für die Punktevergabe (geeignet sind auch Cent-Stücke)

 ca. 15 Minuten
Vorbereitungszeit: einmalig ca. 15 Minuten

 Einzel- und Gruppenbeschäftigung

Beschreibung

Vorbereitung: „Dalli Klick" ist eine tolle Kombination aus einer einfachen Bastelarbeit, aus der ein kurzweiliges und unterhaltsames Spiel entsteht. Legen Sie zunächst ein Thema für Ihr individuelles „Dalli Klick"-Spiel fest, und suchen Sie hierzu die passenden Bild-Motive, zum Beispiel im Internet. Auf jedem Bild sollte nur ein Motiv zu sehen sein (Äpfel, Kastanien, eine Katze, der Kopf einer berühmten Persönlichkeit …).

Kleben Sie die ausgewählten Bilder im A4-Format auf Bastelkarton gleicher Größe. Nehmen Sie einen weiteren Karton und zerschneiden Sie ihn in sechs „Tortenstücke". Auf jedes dieser Teile kleben Sie ein Drittel eines Korkens als Greifhilfe. Die einzelnen Teile beschriften Sie mit den Ziffern 1 bis 6.

Ausführung: Decken Sie eines der Bilder mit den sechs vorbereiteten Kartonteilen komplett ab. Achten Sie darauf, dass kein Mitspieler vorab einen Blick auf das Motiv werfen kann. Stellen Sie das vorbereitete Spiel in die Tischmitte.

„Dalli Klick": Das Spiel beginnt. Der erste Spieler würfelt und entfernt das Kartonteil mit der entsprechenden Ziffer. Der Nächste macht es ebenso. Würfelt er eine Zahl, die bereits dran war, muss er aussetzen. Sobald einer der Spieler das Motiv errät, erhält er eine Spielmarke.

Nun wird ein neues verdecktes Motiv in die Mitte gelegt, und die nächste Runde beginnt. Verständigen Sie sich vorher über die Zahl der Runden. Am Ende wird gezählt, wer die meisten Spielpunkte gewonnen hat.

Mit zwei Würfeln
Sie können den Schwierigkeitsgrad steigern, indem Sie die Abdeck-Tafel in zwölf Teile zerschneiden. In diesem Fall setzen Sie zwei Würfel ein.

Das Punktesystem
Je früher ein Spieler das Motiv errät, desto mehr Punkte erhält er. Verdecken zum Beispiel noch fünf Tafeln das Motiv, erhält er fünf Punkte, wird es von vier Tafeln verdeckt, erhält er vier Punkte.

Die Motive
Das „Dalli Klick"-Spiel können Sie mit den unterschiedlichsten Motiven spielen. Eine sehr beliebte Variante hat die Stars der 50er- und 60er-Jahre als Thema. Auch Sehenswürdigkeiten und Urlaubsziele kommen gut an: der Eiffelturm, das Brandenburger Tor oder das Kolosseum in Rom – Wahrzeichen, die jeder kennt und die als „Dalli Klick" viele Erinnerungen wecken.

Varianten & Ergänzungen

Die Fernsehsendungen früherer Jahrzehnte bieten viel Gesprächsstoff. Fragen Sie doch mal, wer sich an „EWG" (Einer wird gewinnen) mit Hans-Joachim Kulenkampff erinnert, an den „Blauen Bock" mit Heinz Schenk, an die „Hitparade" mit Dieter-Thomas Heck im ZDF und an Showmaster wie Rudi Carrell.

Auch die Bildmotive bieten viele Möglichkeiten, um miteinander ins Gespräch zu kommen. Fragen Sie beim Thema Stars nach Lieblingsschauspielern oder -sängern, oder sprechen Sie beim Thema „Sehenswürdigkeiten" über frühere Urlaubsziele.

Aktivierung & Gesprächsimpulse

Freizeit & Geselligkeit

2 Ein ganz persönliches Memo-Spiel

Memo-Spiele gehören zu den beliebtesten Kinderspielen und machen auch älteren Generationen großen Spaß. Leider haben die meisten Memo-Spiele, die im Handel erhältlich sind, kindliche Motive. Dadurch sind die fertigen Memo-Spiele für ältere Menschen oft unattraktiv. Etwas Besonderes sind daher individuelle Spiele mit Motiven, die der Altersgruppe entsprechen.

Material
- 24 Bierdeckel (natürlich der gleichen Form)
- 12 Bildmotive, jeweils doppelt
- Klebstoff
- ggf. Schere
- ein kleiner Karton zum Aufbewahren

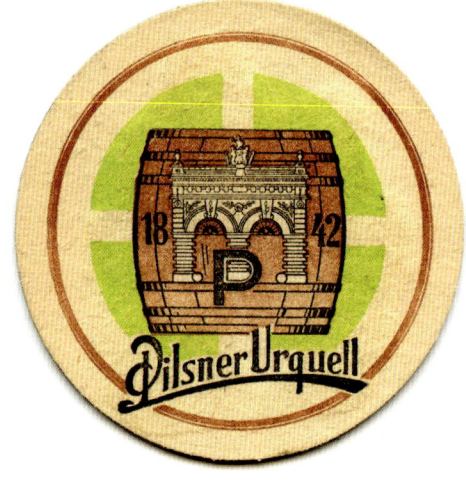

ca. 20 Minuten
ca. 15–30 Minuten einmalige Vorbereitungszeit, danach kann das Spiel immer wieder eingesetzt werden

Budget: 0 €
für zwei bis vier Personen

Beschreibung

Vorbereitung: Am Anfang steht die Motivwahl. Überlegen Sie gemeinsam, zu welchem Thema ein Memo-Spiel interessant wäre – zum Beispiel Filmstars der 50er-Jahre, bekannte Fußballer oder Politiker. Ebenso könnte ein Memo-Spiel mit Motiven wie Blumen, Werkzeugen oder Autos gefallen.

Motive zu dem gewählten Thema finden Sie am einfachsten im Internet. Drucken Sie einfach die entdeckten Bilder zweimal in Bierdeckel-Größe aus. Dann werden die Bilder auf die Bierdeckel geklebt und an den Rändern zurechtgeschnitten. Fertig. Diese Aufgabe kann Teil der Beschäftigung sein, oder Sie können sie schnell selbst übernehmen.

Ausführung: Das Memo-Spiel kann in unterschiedlichen Varianten gespielt werden. Bei der klassischen Variante werden alle Bierdeckelkarten mit der Bildseite nach unten auf den Tisch gelegt. Dann dreht ein Spieler zwei Karten um. Hat er zwei gleiche Motive entdeckt, darf er sich das Pärchen nehmen. Andernfalls dreht er die Karten wieder um, und der nächste Spieler ist an der Reihe. Gewonnen hat der Spieler, der am Ende die meisten Pärchen entdeckt hat.

Varianten & Ergänzungen

Wenn diese Variante zu schwer ist, kann man die Bilder nach dem Aufdecken auch offen liegen lassen. Dann wird es zunehmend leichter, die Pärchen zu erkennen.

Den Schwierigkeitsgrad können Sie natürlich auch ganz leicht durch eine geringere Anzahl an Bierdeckelkarten variieren. Sie können das Memo-Spiel auch in eine einfache Sortier-Aufgabe umwandeln, bei der die offen liegenden Karten auf zwei identische Stapel sortiert werden.

Weitere Alternativen:
Verwenden Sie statt der üblichen Bilder Sprichwörter oder zusammengesetzte Wörter als Motiv. Dann schreiben Sie jeweils den ersten Teil des Sprichworts (oder des zusammengesetzten Worts) auf die erste Karte und den zweiten Teil auf die zweite Karte.

Einige Sprichwörter und Redewendungen als Anregung:
Der Apfel fällt nicht weit … / … vom Stamm.
Eigener Herd ist … / … Goldes Wert.
Man soll den Tag nicht …/ … vor dem Abend loben.

Beispiele für zusammengesetzte Wörter zum Thema Garten:
GARTEN- / -SCHLAUCH
GIESS- / -KANNE
BLUMEN- / -TOPF
SCHNITT- / -BLUME
APFEL- / -BAUM
RASEN- / -MÄHER

Aktivierung & Gesprächsimpulse

Die vorgeschlagenen Themen bieten unzählige Möglichkeiten für einen Gesprächseinstieg. Zum Thema Filmstars eignen sich Fragen wie:
Sind Sie früher gerne ins Kino gegangen?
Welches sind Ihre Lieblingsfilme?
Haben Sie einen Lieblingsschauspieler/eine Lieblingsschauspielerin?
In welchen Filmen hat ihr Lieblingsschauspieler mitgespielt?

3 Kegelbrüder und Kegelschwestern

Kegeln ist der Inbegriff einer perfekten Kombination aus Geselligkeit und sportlichem Spiel. Bei vielen Kegelrunden steht neben dem sportlichen Aspekt auch das gesellige Zusammensein im Mittelpunkt. Früher gab es in jedem Ort eine Gaststätte mit Bundeskegelbahn, die inzwischen oft geschlossen sind. Schade eigentlich.

Material
- 9 leere Plastikflaschen (ggf. mit ein wenig Sand gefüllt)
- 1 mittelgroßer Ball
- Papier und Stift

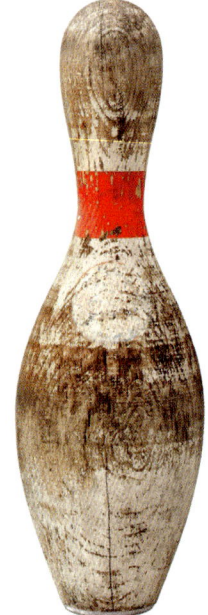

 ca. 20 Minuten pro Spielrunde (je nach Anzahl der Spieler)

 Budget: 0 €
Gruppenbeschäftigung

Beschreibung

Der weithin geläufige Begriff „Alle Neune" beschreibt bereits, worum es geht: Mit einer festgelegten Anzahl an Würfen mit dem Ball sollen möglichst viele Kegel (Plastikflaschen) umgeworfen werden.

Ihre Kegelbahn ist schnell eingerichtet, zum Beispiel zu Hause im Flur, in einer leeren Garage oder im Sommer auf einer Wiese.

Vor jeder Kegelrunde wird die Anzahl der Spielrunden festgelegt. Die neun Flaschen werden rautenförmig aufgestellt. Nun versucht reihum jeder Spieler, aus einigem Abstand mit dem Ball die Kegel zu treffen. Wie viele Kegel tatsächlich umgefallen sind, wird notiert. Am Ende werden die Ergebnisse der einzelnen Spielrunden zusammengezählt und so der Gewinner ermittelt.

Varianten & Ergänzungen

Beim Freizeitkegeln stehen vor allem Spaß und Geselligkeit im Vordergrund. Da verwundert es nicht, dass im Laufe der Zeit viele Kegelspiele erfunden wurden. Erfahrene Kegelbrüder kennen oft mehrere Dutzend Varianten. Einige davon wollen wir vorstellen.

Galgenmännchen

Bei dieser Variante hat jeder zwei Würfe in die Vollen. Das Ergebnis beider Würfe wird addiert. Dabei sollten mehr Kegel als beim direkten Vorgänger fallen. Andernfalls wird für jedes geringere Ergebnis ein Galgenmännchen auf ein Stück Papier oder auf eine Tafel gezeichnet: zuerst der Hügel, bei der nächsten Runde der Galgen, dann der Kopf und schließlich der Rest des Männchens. Wessen Galgenmännchen vollendet ist, der scheidet aus. Gewinner ist der letzte „Überlebende".

Tannenbaum

Eine schöne Mannschaftsvariante nennt sich „Tannenbaum". Dafür werden zwei Mannschaften gebildet. Für jede Mannschaft wird ein Tannenbaum aus Zahlen gezeichnet.

1
22
333
4444
55555
6666
777
88
9

Die Spieler der beiden Mannschaften werfen abwechselnd. Nach jedem Wurf wird die Zahl der gefallenen Kegel durchgestrichen. Gewinner ist die Mannschaft, die als erste alle Zahlen des Tannenbaums streichen konnte.

Absacker – Das Spiel zum Beenden eines Kegelnachmittags oder -abends

Im Kegelclub hat dieses Spiel vor allem ein Ziel: die Clubkasse für den nächsten Abend wieder aufzufüllen. Jeder Spieler hat einen Wurf in die Vollen. Jeder stehen gebliebene Kegel kostet ihn einen vorher abgesprochenen Geldbetrag. Früher war das oft eine Mark. Blieben drei Kegel stehen, mussten drei Mark in die Clubkasse gezahlt werden. Wir zählen stattdessen einfach nur die Punkte zusammen. Diese Abschlussrunde hat der Spieler gewonnen, der den geringsten „Betrag" in die „Clubkasse" zahlen muss.

Freizeit & Geselligkeit

4 Mit Musik geht alles besser

Musik ist ein Königsweg in der Begleitung älterer Menschen. Auch wenn vieles andere verblasst – die Erinnerungen an Volkslieder und Schlager aus Kindheit und Jugend bleiben erhalten. Die Freude an der Musik überträgt sich auf jeden, der mitsingt oder zuhört. Dies gilt gerade für Menschen mit Demenz.

Material
- Musik-CDs mit alten Volksliedern und Schlagern

 Ein Lied gemeinsam zu singen, dauert nur wenige Minuten und bereitet große Freude. Keine Vorbereitungszeit

 Budget: 0 €
Falls Sie ein Liederbuch oder eine CD zur Unterstützung brauchen, erhalten Sie diese für wenig Geld.
Einzel- und Gruppenbeschäftigung

Beschreibung

Überlegen Sie sich einfach einige Volkslieder, möglichst passend zur Jahreszeit. Hier einige Vorschläge zu den verschiedenen Jahreszeiten:

Frühling: Alle Vögel sind schon da (siehe Seite 120)
Kuckuck, Kuckuck, ruft's aus dem Wald … (siehe Seite 121)
Nun will der Lenz uns grüßen (siehe Seite 122)

Sommer: Kein schöner Land in dieser Zeit (siehe Seite 123)
Schön ist die Welt (siehe Seite 124)
Im Frühtau zu Berge (siehe Seite 125)

Herbst: Hejo, spann den Wagen an (siehe Seite 126)
Bunt sind schon die Wälder (siehe Seite 127)
Spannenlanger Hansel, nudeldicke Dirn (siehe Seite 128)

Winter: Schneeflöckchen, Weißröckchen (siehe Seite 129)
Alle Jahre wieder (siehe Seite 130)
Winter ade (siehe Seite 131)

Diese Lieder zu singen, ist für alle eine große Freude. Wenn Sie das erste Mal gemeinsam mit einem demenziell erkrankten Menschen singen, werden Sie erstaunt sein, wie textsicher er noch ist. Manchmal gelingt es, durch die Musik und das Singen auch solche Menschen zu aktivieren, die wenig oder gar nicht mehr sprechen.

Tipp

Vielleicht fällt es Ihnen anfangs nicht ganz leicht, spontan draufloszusingen. Scheuen Sie sich nicht. Es ist nicht wichtig, dass Sie jeden Ton treffen. Und manchmal hilft eine CD, die zur Unterstützung im Hintergrund läuft.

Lieder erraten

Lassen Sie kurz einige Lieder der CD anklingen. Wer errät den Liedtitel? Richtig erkannt? Dann können Sie gemeinsam das Lied anhören und mitsingen.

Varianten & Ergänzungen

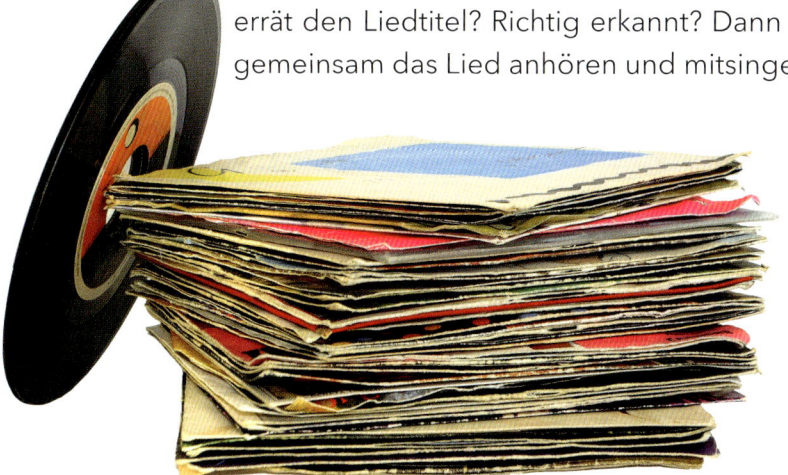

Lieder und Musik bieten viele weitere tolle Möglichkeiten, um miteinander ins Gespräch zu kommen. Hier als Anregung einige Vorschläge:

Aktivierung & Gesprächsimpulse

Erkundigen Sie sich, nach der „Musik-Biographie".
Wurde früher gesungen?
Im Kirchenchor oder als Soldat? Wer hat früher getanzt?
Wurde Mozarts „Kleine Nachtmusik" oder Conny Froboess „Pack die Badehose ein" bevorzugt?

Im Anhang haben wir für Sie einige der bekanntesten Volkslieder mit Texten und Noten zusammengestellt.

Freizeit & Geselligkeit

5 Kartenspiele für eine Person

Wenn Sie heute mit dem Zug fahren, sehen Sie viele Menschen jeden Alters, die sich mit ihrem Smartphone befassen. Manche lesen ihre E-Mails, andere die aktuellen Nachrichten, und viele spielen Solitärspiele, um sich die Zeit zu vertreiben.

Solitärspiele – Spiele für eine Person – gab es auch schon vor der Zeit der Smartphones. Dazu gehört das Patiencen-Legen, ein Kartenspiel, das bis heute beliebt ist und mittlerweile sogar als Computerspiel existiert. Die Regeln der folgenden Patiencen sind einfach und schnell erklärt.

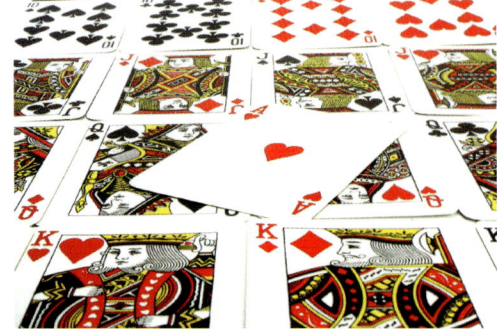

Material
- 1 Kartenspiel mit 52 Blatt
- 1 Kartenspiel mit 32 Blatt

 ca. 5-10 Minuten pro Spielrunde danach kann das Spiel immer wieder eingesetzt werden

 Budget: 0 € (ca. 6 €, falls Kartenspiele angeschafft werden müssen) Einzelbeschäftigung

Beschreibung

Schwarz und Rot (Kartenspiel mit 52 Blatt)

Bei dieser Patience werden die 52 Karten gemischt und dann als Stapel auf den Tisch gelegt. Anschließend werden jeweils zwei Karten abgehoben. Handelt es sich um zwei Karten unterschiedlicher Farbe, können diese abgelegt werden. Zwei Karten der selben Farbe werden auf einen zweiten Stapel gelegt.

Nachdem alle Karten nach diesem Prinzip sortiert wurden, wird der zweite Stapel (also der Stapel mit den Karten selber Farbe, die direkt aufeinander folgten) erneut gemischt und die zweite Runde beginnt.

Das Spiel ist beendet und die Patience aufgegangen, wenn nach mehreren Spielrunden alle Karten in Rot-Schwarz-Paaren aussortiert sind.

Herz zu Herz (Kartenspiel mit 32 Karten)

Ziel dieser Patience ist es, in drei Spielrunden die acht Herz-Karten auszusortieren. Zu Beginn werden die Karten gemischt und in einem verdeckten Stapel auf den Tisch gelegt. Dann werden drei Karten vom Stapel genommen und offen nebeneinandergelegt. Ist eine Herzkarte dabei, kann diese beiseitegelegt werden.

Dann werden drei weitere Karten aufgenommen und so nebeneinander ausgelegt, dass sie die alte Reihe halb überdecken. Ist eine Herzkarte dabei? Dann kann diese Karte wieder beiseitegelegt werden. Nach diesem Prinzip werden insgesamt fünf Reihen ausgelegt.

Danach werden die ausgelegten Karten wieder eingesammelt und mit dem Stapel vermischt. Die nächste Runde beginnt.

Die Patience ist aufgegangen, wenn es gelingt, in drei Runden alle acht Herzkarten auszusortieren.

Varianten & Ergänzungen

Es gibt unzählige Patiencen in den unterschiedlichsten Schwierigkeitsgraden. Falls sich herausstellt, dass die Regeln der oben genannten Patiencen nicht behalten werden können, machen Sie einfach ein Sortierspiel daraus: Die Karten können nach Spielfarben oder nach Symbolen sortiert werden.

Aktivierung & Gesprächsimpulse

Kartenspiele waren früher viel weiter verbreitet als in der heutigen Zeit. Erkundigen Sie sich, welche Kartenspiele früher gespielt wurden. Klassische Kartenspiele sind zum Beispiel Canasta, Rommé oder auch Bridge. Und natürlich Skat oder Schafkopf. Viele werden sich an vergnügliche Spielabende und Stammtischabende erinnern.

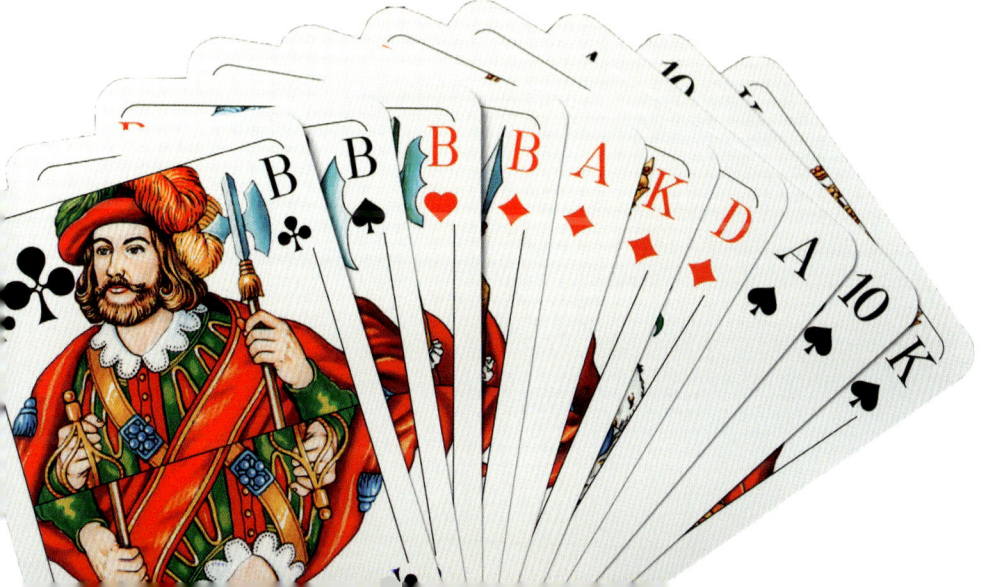

Freizeit & Geselligkeit

6 Kartenspiele für mehrere Personen

Spielkarten finden sich in jedem Haushalt. Es gibt kaum jemanden, der in seinem Leben nicht schon in fröhlicher Runde Karten gespielt hätte. Dies gilt insbesondere für Männer, die sich gerne an zünftige Skatrunden erinnern.

Viele bekannte Kartenspiele wie Canasta oder Skat haben sehr komplizierte Regeln und erfordern ein hohes Maß an Konzentration und Zeit. Hier sind zwei einfache Kartenspiele.

Material
- 1 Kartenspiel mit 52 Blatt
- 1 Kartenspiel mit 32 Blatt

 ca. 10–15 Minuten pro Spielrunde

 Budget: 0 € (ca. 6 € , falls Kartenspiele angeschafft werden müssen) Gruppenbeschäftigung

Beschreibung

Mau-Mau (32 Blatt)

Ein Spiel, das jeder kennt! Die Karten werden gemischt. Zu Beginn erhält jeder Spieler 5 Karten, die er aufgefächert in der Hand hält.

Tipp: Wenn es schwerfällt, die Karten in der Hand zu halten, gibt es im Spielwarenhandel einfache Kartenhalter, die auf den Tisch gestellt werden.

Die übrigen Karten werden als Stapel verdeckt in die Mitte gelegt. Die erste Karte wird aufgedeckt daneben gelegt. Gespielt wird reihum. Jeder Spieler hat drei Möglichkeiten:
- Er legt eine Karte derselben Spielfarbe auf der aufgedeckten Karte ab. Beispiel: eine Pik 10 auf eine Pik Dame.
- Er legt eine Karte desselben Werts ab. Beispiel: eine Herz-10 auf eine Karo-10, einen Kreuz-König auf einen Pik-König.
- Der Spieler legt einen Buben. Ein Bube darf jederzeit gelegt werden.

Kann ein Spieler keine Karte ablegen, nimmt er eine Karte vom Stapel. Wenn die Karte passt, kann er sie ablegen, ansonsten ist der nächste Spieler dran. Das Spiel endet, wenn ein Spieler seine letzte Karte abgelegt hat.

Varianten & Ergänzungen

Zu den oben beschriebenen Grundregeln gibt es zahlreiche Varianten, bei denen einige Karten besondere Bedeutungen haben.

- Wenn eine 7 gelegt wird, muss der nächste Spieler zwei Karten aufnehmen.
- Bei einer 8 muss der nächste Spieler aussetzen.
- Wird eine 9 abgelegt, erfolgt ein Richtungswechsel.
- Wenn ein Bube gespielt wird, darf sich der Spieler wünschen, mit welcher Spielfarbe weitergespielt wird (Herz, Karo, Pik oder Kreuz). Ein Bube darf zu jeder Zeit ausgespielt werden.

Mau-Mau kann auch über mehrere Runden gespielt werden. Dann werden Punkte gezählt: Jeder Spieler erhält Punkte für die Karten, die er am Ende einer Runde noch in der Hand hält. Wer zum Schluss die wenigsten Punkte hat, gewinnt. Die Karten haben dieselben Werte wie beim Skat:

- Ass: 11
- Zehn: 10
- König: 4
- Dame: 3
- Bube: 2
- Neun: 0
- Acht: 0
- Sieben: 0

Karten-Domino (52 Blatt)

Voraussetzung für dieses Kartenspiel ist, dass man die Abfolge der Spielkarten kennt. Das ist zumeist auch bei Menschen mit Demenz noch lange der Fall.

Als Erstes werden die Spielkarten an die Mitspieler verteilt. Jeder Spieler legt seinen Kartenstapel vor sich hin. Reihum wird die erste Karte umgedreht. Der erste Spieler, der eine Acht aufdeckt, darf beginnen. (Bis dahin werden alle Karten wieder unter den Kartenstapel geschoben.)

An die Acht wird nun angelegt – in aufsteigender und in absteigender Folge. Ein Spieler darf dabei so viele passende Karten ablegen, wie er will. Wer nicht anlegen kann, muss aussetzen. Ist das Ende einer Reihe erreicht (in aufsteigender Folge mit einem Ass, in absteigender Folge mit einer Zwei), wird eine neue Reihe mit einer Acht begonnen. Gewonnen hat der Spieler, der zuerst alle Karten abgelegt hat.

Freizeit & Geselligkeit

7 Buchstaben ergänzen und neue Wörter finden

Durch die Ergänzung eines Buchstabens können oft neue Wörter entstehen: Aus KASSE wird KLASSE, aus BREI wird BREIT. Dies ist die Grundidee dieser Beschäftigung, die für sich alleine umgesetzt werden kann, oder die Sie problemlos auch mit anderen Beschäftigungsideen kombinieren können.

Übrigens: Wortspiele sind oft besonders schöne, unkomplizierte Spiele. Man braucht kein Material. Sie können aus einem Gespräch heraus entstehen oder ein Gespräch anregen. Ob zu zweit oder in größerer Runde, Wortspiele bringen uns alle häufig zum Schmunzeln.

Material
- kein Material notwendig

für die Vorbereitung:
- ein Blatt Papier und Stift

 ca. 5-10 Minuten pro Spielrunde
ca. 10 Minuten Vorbereitungszeit

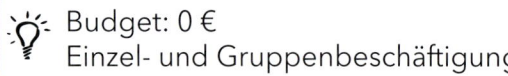 Budget: 0 €
Einzel- und Gruppenbeschäftigung

Beschreibung

Vorbereitung: Überlegen Sie sich Wörter, die durch Ergänzung eines Buchstabens eine neue Bedeutung erhalten. Ein Beispiel:
SCHACH → SCHWACH

Anhand der folgenden Vorschläge kommen Sie sicher auch selbst auf viele Ideen:

SCHWER → SCHWERT
LICHT → LEICHT
ROT → BROT
BAU → BLAU

22

Das große Beschäftigungs- und Ideen-Buch

Besonderen Spaß macht es, nur Wörter aus vorher eingegrenzten Themenbereichen zuzulassen. Das ist aber nicht immer ganz einfach.

Zur Veranschaulichung einige Beispiele aus dem Bereich „Tiere":

SCHAF → SCHARF
ZIEGE → ZIEGEL
WEIN → SCHWEIN
KATZEN → KRATZEN
FISCH → FRISCH

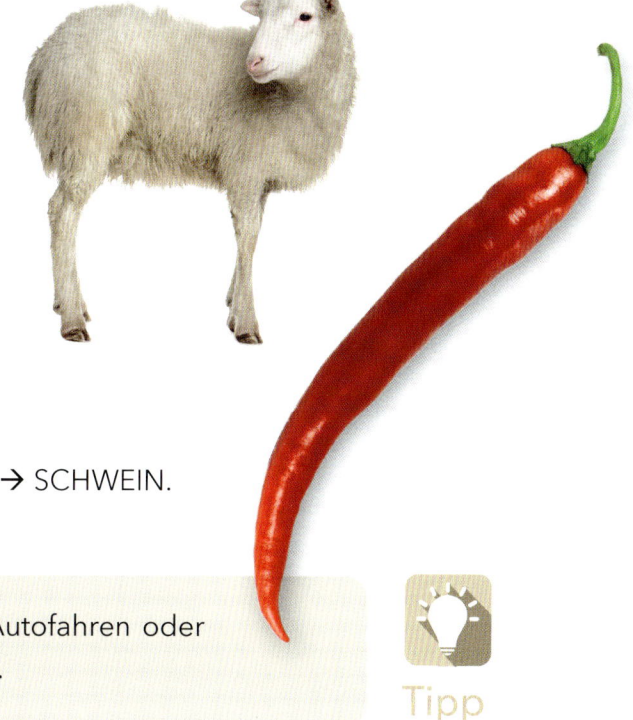

Ausführung: Geben Sie ein Wort vor und lassen Sie Ihren Spielpartner die Ergänzung dazu suchen. Sollte es einmal schwerfallen, auf den gesuchten Begriff zu kommen, können Sie ihn umschreiben, zum Beispiel WEIN → „ein Tier, das grunzt" → SCHWEIN.

Das Ergänzungsspiel kann ideal beim Autofahren oder nebenher beim Kochen gespielt werden.

Tipp

Mit Wörtern zu spielen; kann viel Spaß machen. Darauf beruhen auch die bekannten Zungenbrecher: Sie mehrmals hintereinander möglichst schnell aufzusagen, bringt alle zum Lachen.

Aktivierung & Gesprächsimpulse

Fischers Fritze fischt frische Fische.
Rotkraut bleibt Rotkraut und Brautkleid bleibt Brautkleid.
In Ulm und um Ulm und um Ulm herum.
Die Katze tritt die Treppe krumm.
Esel essen Nesseln nicht. Nesseln essen Esel nicht!
Auf den sieben Robbenklippen sitzen sieben Robbensippen,
die sich in die Rippen stippen, bis sie von den Klippen kippen.

Wer kennt weitere Zungenbrecher?

Küche & Haushalt

„Über´m vollen Bauch lächelt ein fröhliches Haupt"

Ein Großteil des Lebens spielt sich in der Küche ab.
Die Küche ist in den meisten Haushalten der zentrale Ort.
Hier wird gekocht, gegessen, erzählt.

Aus dem alltäglichen Tun in der Küche ergeben sich viele sinnvolle
und sinngebende Beschäftigungsideen.
Und hier findet sich eine Vielzahl an Materialien, die spielerisch
in den Alltag eingebunden werden können.

Küche & Haushalt

8 Kochen mit fünf Zutaten

Die Idee zu diesem Spiel entstand in einer Buchhandlung. Dort gab es ein Kochbuch mit dem Titel „Kochen mit fünf Zutaten". Tatsächlich braucht es oft nicht mehr, um ein schmackhaftes Gericht zuzubereiten. Welches zum Beispiel? Darum geht es in diesem Spiel.

Material
- Karteikarten oder ein großer Bastelkarton
- Schere
- ein Stift
- Würfel

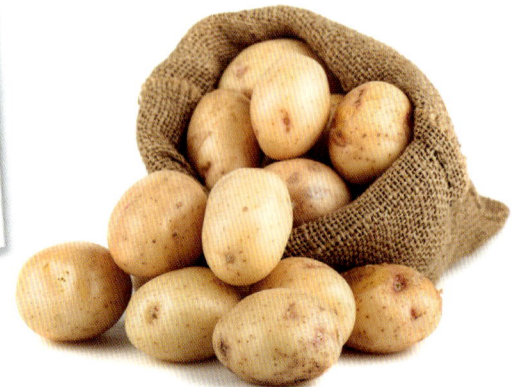

ca. 20–30 Minuten
einmalig ca. 20 Minuten Vorbereitungszeit.
Danach könnten die „Zutatenkarten" immer wieder eingesetzt werden.

Budget: 3 €
Einzel- und Gruppenbeschäftigung

Beschreibung

Vorbereitung: Als Erstes müssen die Zutatenkarten gebastelt werden. Das können Sie gemeinsam tun oder auch allein in einer ruhigen Minute.

Nehmen Sie entweder einfach Karteikarten, oder schneiden Sie aus Karton insgesamt 25 Kärtchen aus. Jeweils fünf Karten bilden eine Zutatengruppe (siehe unten). Auf die Vorderseite jedes Kärtchens schreiben Sie den Namen einer Zutat, zum Beispiel Weizen. Auf der Rückseite vermerken Sie den passenden Oberbegriff, zum Beispiel Getreide. Jeder Oberbegriff erhält eine Ziffer für das anschließende Würfelspiel.
Hier ein Vorschlag:

Zutatenart 1: Getreide
Weizen, Dinkel, Hafer, Reis, Mais
oder:
Nudeln, Brot, Reis, Mais, Linsen

Zutatenart 2: Fleisch
Schnitzel, Hackfleisch, Würstchen, Braten, Kotelett
oder:
Rind, Schwein, Huhn, Ente, Lamm

26

Zutatenart 3: Gemüse
Kartoffeln, Blumenkohl, Erbsen, Tomaten, Bohnen

Zutatenart 4: Milchprodukte
Milch, Butter, Käse, Sahne, Quark

Zutatenart 5: Fisch
Hering, Makrele, Kabeljau, Forelle, Thunfisch

> Wenn Sie die Kärtchen gemeinsam basteln, kann es ein wunderbares Spiel sein, darüber zu reden, welche Getreidesorten oder Gemüsearten jedem einfallen.

Ausführung: Legen Sie die Kärtchen nach Zutatenart gestapelt oder einzeln auf den Tisch. Die Rückseite mit der Zahl zeigt dabei nach oben.

Jetzt wird abwechselnd gewürfelt! Jeder dreht eine Karte mit der Zahl um, die er gewürfelt hat. Wer eine Sechs hat, darf noch einmal würfeln. Insgesamt werden fünf Karten umgedreht. Dann wird gemeinsam überlegt, welches Gericht sich aus den aufgedeckten Zutaten zubereiten lässt. Natürlich mag es manchmal sein, dass sonderbare Kombinationen entstehen. Doch das tut der Spielfreude keinen Abbruch.

> Sie werden erstaunt sein, wie viele Gerichte der älteren Generation einfallen. Früher war die Resteverwertung ganz selbstverständlich. Man kochte zuweilen einfach mit dem, was im Haushalt vorhanden war – anders als in der heutigen Zeit, in der Lebensmittel manchmal auch weggeworfen werfen.

Während des Bastelns und Spielens bieten sich unzählige Gesprächsimpulse.

Aktivierung & Gesprächsimpulse

Bei der Vorbereitung:
Welche Fischarten kommen Ihnen in den Sinn?
Welche Getreide- und Gemüsesorten gibt es?
Haben Sie früher Gemüse und Kräuter selber angebaut?

Beim Spielen:
Was ist Ihr Lieblingsessen?
Mögen Sie gern deftige Gerichte?
Essen Sie gern Suppen?
Mögen Sie lieber Kartoffeln, Reis oder Nudeln?

Sicher fallen Ihnen noch viele weitere Themen ein.

Küche & Haushalt

9 Kräutersäckchen

Frische Kräuter gab es früher in jeder Küche. Fertige Gewürzmischungen gab es nicht. Die Kräuter wurden nicht nur zum Kochen, sondern auch als Hausmittel bei leichteren Beschwerden eingesetzt. Oft wurden die Kräuter in einem eigenen kleinen Kräutergarten gezogen. Wer keinen Garten hatte, kaufte Kräuter in der Drogerie – angesichts heutiger Drogerien, in denen vor allem Reinigungsmittel und Kosmetik verkauft werden, kaum mehr vorstellbar. Der Duft der verschiedenen Küchenkräuter weckt viele Erinnerungen.

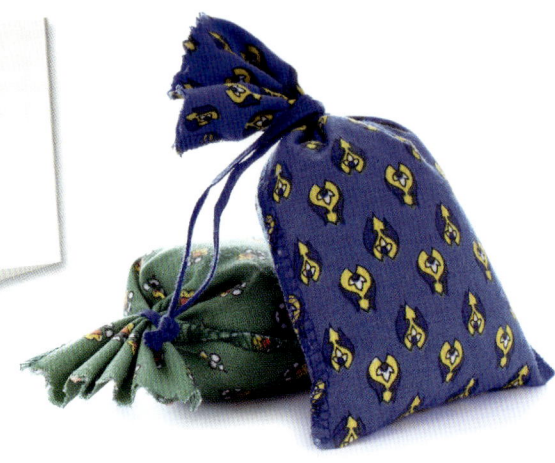

Material
- Stoffreste
- Schere
- Geschenkbänder
- Esslöffel
- getrocknete Kräuter, z. B. Pfefferminze,

 ca. 30 Minuten
Vorbereitungszeit ca. 10 Minuten

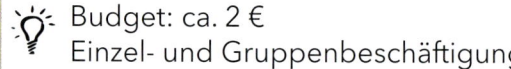 Budget: ca. 2 €
Einzel- und Gruppenbeschäftigung

Tipp

Kaufen Sie die Kräuter nicht im Supermarkt, sondern in einem Bio-Laden oder einer Apotheke. Die Qualität ist dort weit besser.

Beschreibung

Vorbereitung: Für die Kräutersäckchen schneiden Sie zunächst aus Stoffresten Kreise mit einem Durchmesser von ca. 20 cm aus.

Tipp

Welchen Stoff Sie verwenden, bleibt Ihnen überlassen. Wichtig ist, dass das Gewebe nicht zu dick und zu fest ist, damit die Kräuter ihren Duft verströmen können.

Ausführung: Bitten Sie nun um Hilfe. In die Mitte jedes Stoffkreises werden ca. 1,5 Esslöffel von einem der ausgewählten Kräuter gegeben. Dann werden die Ränder des Stoffs vorsichtig angehoben, zusammengerafft und mit einem Bändchen verschlossen. Gleichzeitig den Stoff zu halten und das Bändchen anzubringen, ist nicht immer ganz einfach. Das geht am besten zu zweit.

Haben Sie die Kräutersäckchen gemeinsam in einer Gruppe gebastelt, können Sie die verschiedenen Säckchen im Anschluss reihum reichen. Wer errät die Kräuter an ihrem Duft?

Keine Küche ohne Kräuter und Gewürze … Daraus ergeben sich viele Gesprächsimpulse. Fragen dazu könnten lauten:

Aktivierung & Gesprächsimpulse

Welche Kräuter kennen Sie? Versuchen Sie, zu jedem Buchstaben des Alphabets ein Kraut zu benennen.
(A – Anis, B – Basilikum,
C – Citronella, Calendula, …)

Welches Kraut zu welchem Gericht?
Und warum?
Kümmel im Sauerkraut
zum Beispiel verhindert Blähungen.

Wogegen hilft welches Kraut als Hausmittel?
Salbei ist zum Beispiel ein bewährtes Hausmittel bei Halsschmerzen.

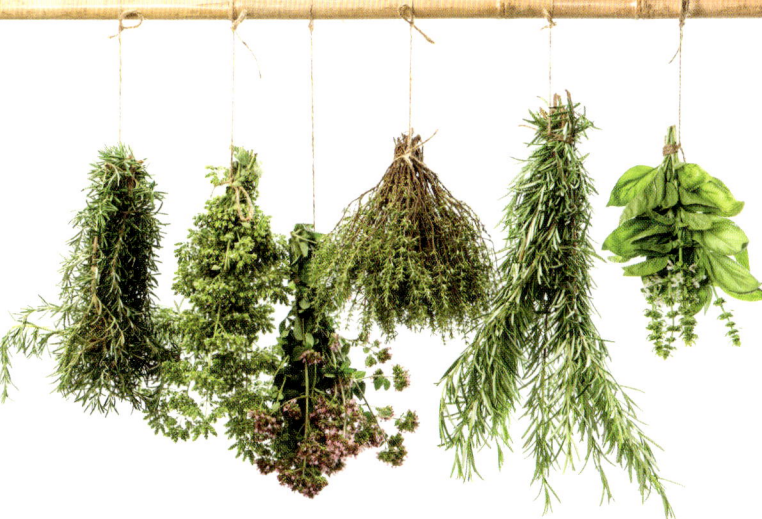

Kinderlieder

Manchen ist noch das Kinderlied „Petersilie, Suppenkraut" und der damit verbundene Kinderreigen vertraut. Fragen Sie danach und sagen Sie den Reim zusammen auf:

Petersilie, Suppenkraut wächst in unserem Garten,
Unser Ännchen ist die Braut, soll nicht länger warten.
Roter Wein,
weißer Wein,
morgen soll die Hochzeit sein.

Küche & Haushalt

10 Was riecht da so?

Mit Gerüchen sind viele Erinnerungen verbunden, und viele Lebensmittel sind allein am Geruch zu erkennen. Der Duft von Kaffeebohnen etwa ist unverwechselbar und weckt Erinnerungen an eine Zeit, in der sonntägliche Kaffeerunden ein festes Ritual waren. Andere Lebensmittel lassen manch einen die Nase rümpfen. Man denke nur an Knoblauch oder Harzer Käse.

Material
- Schraubgläser
- verschiedenste Lebensmittel aus der Küche

ca. 20 Minuten
ca. 5 Minuten Vorbereitungszeit

Budget: 0 €
Einzel- und Gruppenbeschäftigung
auch bei Bettlägerigkeit geeignet

Beschreibung

Vorbereitung: Wählen Sie verschiedene Lebensmittel aus, die Sie zur Hand haben, beispielsweise Kaffeebohnen, Gewürze, Apfelstücke oder Knoblauchzehen. Diese Lebensmittel füllen Sie in Schraubgläser, die Sie mit Alufolie oder einem Küchentuch umwickeln, damit der Inhalt nicht zu erkennen ist.

Ausführung: Stellen Sie die vorbereiteten Gläser auf den Tisch und bitten Sie Ihr Gegenüber, die Augen zu schließen. Drehen Sie dann eines der Gläser auf und lassen Sie anhand des Geruchs den Inhalt bestimmen. Sobald dies gelungen ist, kann das nächste Glas genommen werden.

Tipp

Zu Hause lässt sich das Spiel ganz einfach in den Alltag in der Küche integrieren. Nehmen Sie hierfür die Lebensmittel, die Sie gerade verarbeiten. Es macht großen Spaß, die Zutaten einzeln zu „erschnuppern" und an ihrem Geruch zu erkennen.

Das große Beschäftigungs- und Ideen-Buch

Die Gerüche wecken viele Erinnerungen. Erzählen Sie einander davon, zum Beispiel von den erwähnten sonntäglichen Kaffeetafeln.

Zum Abschluss eignet sich eine Vorlese-Geschichte aus unserer Buchreihe „Die schönsten Sprichwort-Geschichten". Auch sie handelt von sehr intensiven Gerüchen.

Aktivierung & Gesprächsimpulse

Das Wurstbrot

Für die neue Badewanne wurden neue Rohrleitungen gebraucht. Gemeinsam mit seinem Nachbarn Kaminski stemmte Franz die Wand auf. Kaminski war spindeldürr. Das war erstaunlich, da er den ganzen Tag aß. Wann immer man ihn sah, biss er gerade von einem Wurstbrot ab, holte einen Apfel aus der Tasche oder stibitzte einen Keks aus der Küche. Beim Arbeiten legte er zuweilen Apfel, Keks oder Wurstbrot beiseite. Irgendwann fiel sein Blick wieder darauf, und er aß weiter.

Auch jetzt kam Kaminski mit einem der üppigen Wurstbrote, die Hedwig in der Küche für die beiden Männer gerichtet hatte, ins Bad zurück. „Rudi, ich brauche die Rohrzange", bat ihn Franz. Rudi blickte sich um, sah die Rohrzange in dem aufgestemmten Spalt liegen, tauschte Wurstbrot gegen Zange und reichte sie Franz. Wenig später machten die beiden Männer sich daran, die Vormauer anzubringen. An das Brot dachte keiner mehr.

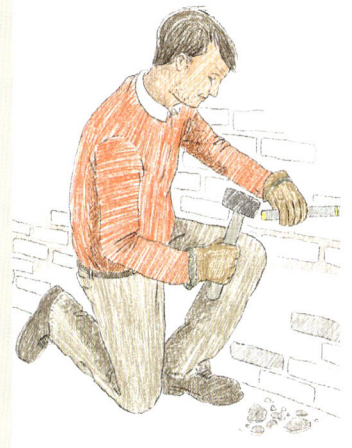

Tage später wunderte sich Hedwig über den strengen Geruch im Bad. Alles Putzen half nichts. Der Geruch blieb in der Luft. Jeden Tag roch es ein wenig strenger. Als Kaminski in der nächsten Woche zu Besuch kam, an einem Käsebrot kauend, fiel den Männern das vergessene Wurstbrot ein. Ihnen blieb nichts anderes übrig, als die Vormauer wieder aufzureißen. Und siehe da: Das alte Wurstbrot kam zum Vorschein! „Das mag ich jetzt aber nicht mehr essen!", rief Kaminski lachend. Hedwig blickte auf die aufgerissene Mauer und sagte nur:

Wer keine Arbeit hat, der macht sich welche.

*aus:
Es ist noch kein Meister vom Himmel gefallen, Die schönsten Sprichwort-Geschichten rund um Tagwerk und Arbeit, SingLiesel Verlag*

Küche & Haushalt

11 Eigener Herd ist Goldes Wert – Einmachzeit

Einwecken? Jüngeren ist diese Art der Konservierung kaum mehr ein Begriff. Schließlich gibt es heute alles fertig im Supermarkt. Der älteren Generation ist das Einwecken oder Einkochen dagegen vertraut. Bis in die 60er-Jahre hinein hat man so selbst zu Hause Lebensmittel konserviert. Mit der zunehmenden Verbreitung von Tiefkühlgeräten wurde das Einwecken durch das Einfrieren abgelöst. Auch Marmelade wurde selbst eingekocht. Der Duft von frischem Obst und Marmelade regt die Sinne an und ermuntert zum Erzählen.

Material
- frisches Obst (z.B. Kirschen, Erdbeeren, Himbeeren)
- die entsprechenden Marmelade-Sorten
- kleine Schälchen und Löffel zum Probieren
- ein Obstmesser

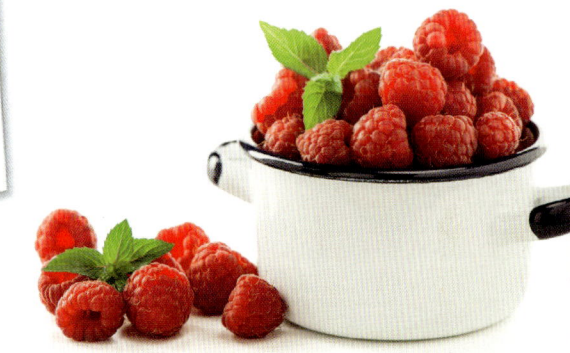

 Kaum Vorbereitungszeit. Marmeladen und Obst sind in den meisten Haushalten vorhanden.

 Budget: ca. 2 €
Einzel- und Gruppenbeschäftigung
Am besten für die Sommerzeit geeignet, da es dann viele ausgereifte frische Obstsorten gibt.

Beschreibung

Reichen Sie das Obst und die geöffneten Marmeladengläser herum. Das Riechen an den Früchten und Marmeladen weckt viele Erinnerungen. Bitten Sie die Teilnehmer ruhig einmal, mit geschlossenen Augen zu schnuppern und die Frucht zu erraten. Manchmal gelingt das.

Die Marmeladen können Sie danach zum Probieren anbieten. Dafür sind die kleinen Schälchen gedacht.

Zum Abschluss kann das Obst kleingeschnitten und verteilt werden.

Das große Beschäftigungs- und Ideen-Buch

Zum Gesprächseinstieg bieten sich zahlreiche Fragen an:
Haben Sie früher selber eingeweckt?
Welches ist Ihre Lieblingsmarmelade oder -obstsorte?
Was kann man alles einwecken?

Aktivierung & Gesprächsimpulse

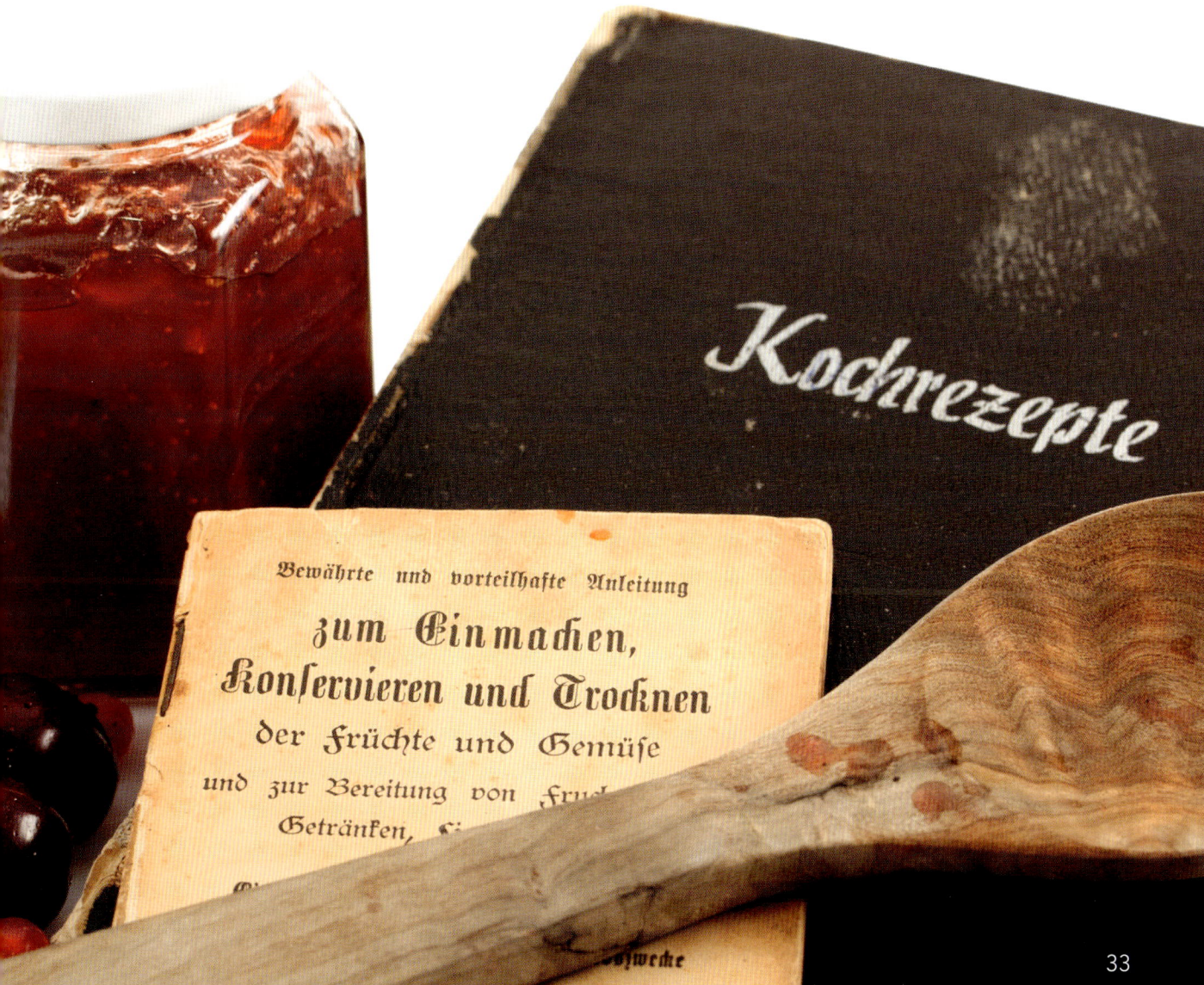

Küche & Haushalt

12 Die „Küchenhilfe von der Eckbank"

> Menschen in hohem Alter sollten natürlich nichts mehr „müssen" dürfen. Trotzdem möchte jeder Mensch spüren, dass er gebraucht wird. Da ist Fantasie gefragt, um die Beschäftigungsvorschläge mit etwas Nützlichem zu verbinden. Denn nicht jeder, der jahrzehntelang gearbeitet hat, möchte im Alter plötzlich spielen oder basteln.

Probieren Sie es einmal umgekehrt: Statt mit Ernst und Eifer Spiele anzuregen, nehmen Sie sich Zeit, den „Ernst" – also den Alltag – spielerisch zu gestalten. Gerade in der Küche gibt es viele Möglichkeiten, wie man alte Menschen einbinden kann.

Bohnen putzen
Zwetschgen entsteinen
Kartoffeln schälen
Erbsen aushülsen
Äpfel für den Kuchen oder für Apfelmus schälen
Johannisbeeren entstielen
Angebote aus Einkaufsprospekten vorlesen
Gewürze im Mörser zerstampfen
Teig rühren
Knödel formen
Käse reiben
Eischnee oder Sahne schlagen
Besteck sortieren
Servietten falten
Thymianblättchen von den Zweigen zupfen
Nachtisch verzieren (mit Sahnetupfern, Schokostreuseln …)

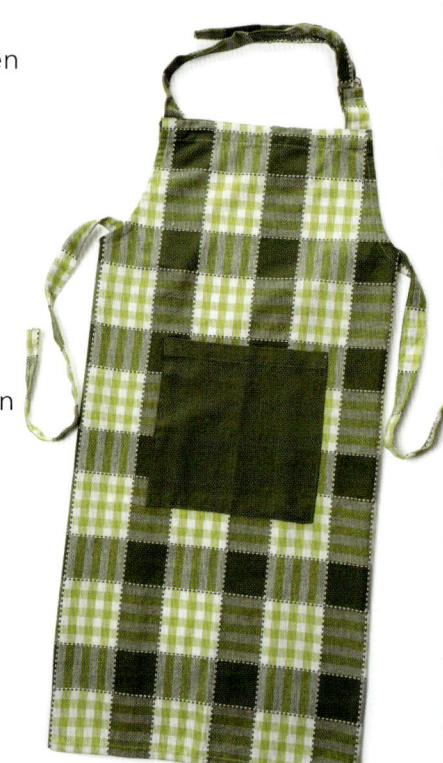

Das große Beschäftigungs- und Ideen-Buch

Zum Abschluss eignet sich eine Vorlese-Geschichte aus unserer Buchreihe „Die schönsten Sprichwort-Geschichten".

Pfannkuchen

An diesem Wochenende war Franz mit den Kindern allein zu Hause. Hedwig war bereits um fünf Uhr früh mit den Landfrauen zu ihrem jährlichen Ausflug aufgebrochen. Jetzt, gegen Mittag, begannen Vater und Kindern allmählich die Mägen zu rumoren.
In weiser Voraussicht hatte Hedwig eine große Schüssel Kartoffelsalat für die hungrige Meute vorbereitet. Franz trug die Schüssel hinaus in den Garten. Heute wollte er mit Max und Ida im Schatten des alten Apfelbaumes essen. Auch Opa Wilhelm hatte sein Kommen angekündigt. Wie so oft verspätete sich Opa Wilhelm.
Um die Zeit zu überbrücken, rief Franz: „Wir spielen noch eine Runde Fangen!" Das mochten die Kinder immer gerne. Im Grunde war Franz selbst noch ein großes Kind. Er liebte es, mit Max und Ida herumzutollen. Und da passierte es: Franz lief seiner Tochter hinterher, stolperte über eine dicke Wurzel und fiel gegen den Tisch. Ihm passierte nicht viel dabei, aber dem Kartoffelsalat: Die Schüssel fiel zu Boden, zerbrach, und der Salat lag auf der Wiese. Nun war guter Rat teuer. Die Mägen knurrten bereits.
Endlich kam Opa Wilhelm mit dem Fahrrad um die Ecke. Er besah sich das Unglück und schlug vor, Pfannkuchen zu machen. Franz blickte verwundert zu seinem Schwiegervater. „Seit wann kannst du kochen?", fragte er ihn. Da lächelte Opa Wilhelm verschmitzt. „Das kann ich gar nicht", sagte er. „Aber wir werden das schon schaffen, denn:

Hunger ist der beste Koch.

aus:
Es ist noch kein Meister vom Himmel gefallen, Die schönsten Sprichwort-Geschichten rund um Tagwerk und Arbeit, SingLiesel Verlag

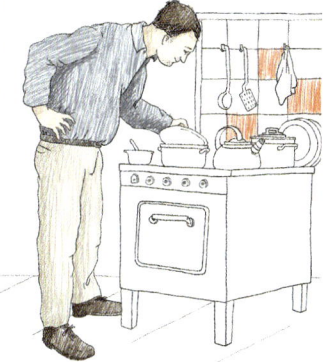

Natur & Garten

*„Dumme rennen, Kluge warten,
Weise gehen in den Garten"*

Das Interesse für Natur und Wetter wird bei vielen Menschen im Alter stärker, sogar dann, wenn sie sich zu Zeiten ihres Berufslebens nicht immer darum geschert haben. Ein wohltuendes Ritual zum Tagesbeginn kann z.B. ein gemeinsamer Blick auf ein Thermometer oder ein Barometer werden.

Der Beschäftigung mit den Jahreszeiten kann man durchaus auch drinnen nachgehen – also Fenster auf und Bühne frei für Zweige, Blüten, Früchte und frische Luft!

Natur & Garten

13 Frühlingserwachen

Heute wie früher ist das Gärtnern eine der beliebtesten Freizeitbeschäftigungen. Im eigenen Garten oder auf dem Balkon werden gerade im Frühjahr frische Blumen und duftende Kräuter gepflanzt. Das Gärtnern spricht alle Sinne an und schafft zugleich Nähe zur Natur. Um die Erinnerungen an den eigenen Garten oder Balkon auch drinnen zu wecken, genügt wenig.

Material
- Blumen sowie Zweige und Blätter von Büschen und Bäumen
- verschiedene Blumentöpfe
- Blumenerde
- Blumenzwiebeln und -samen
- Bilder der entsprechenden Bäume und Sträucher

 ca. 30–60 Minuten
10 Minuten Vorbereitungszeit

 Budget: ca. 4 € für Blumenzwiebeln und -samen
Einzel- und Gruppenbeschäftigung

Beschreibung

Vorbereitung: Im Frühling kommt das Leben zurück. Die kahlen Bäume schmücken sich wieder mit zartgrünen Blättern und die ersten Blumen blühen. Nicht jeder ist noch mobil genug, um das Erwachen der Natur draußen zu erleben. Holen Sie den Frühling daher einfach ins Haus.

Dafür genügen einige Blätter, Zweige und Blumen, wenn Ihnen nicht genug Zeit für den weiter unten beschriebenen „Topf-Garten" bleibt. Nutzen Sie einen ruhigen Moment, um diese „Natur-Materialien" bei einem kurzen Spaziergang zu sammeln.
Breiten Sie die Materialien großflächig aus. Die Beschäftigung damit beginnt oft von ganz alleine. Wenn nicht, befassen Sie sich gemeinsam damit. Lassen Sie Ihr Gegenüber zum Beispiel die Zweige ertasten. Fragen Sie zum Beispiel, von welchem Baum oder Strauch sie stammen könnten. Bilder der entsprechenden Bäume und Sträucher helfen dabei, die richtige Antwort zu finden.

Topf-Garten

Der „Topf-Garten" kann Sie über mehrere Wochen begleiten. Dafür pflanzen Sie gemeinsam, einige Blumenzwiebeln in Töpfe ein. Gut geeignet sind zum Beispiel Tulpen.

Als erstes legen Sie den Boden mit Tonscherben aus, damit sich das Gießwasser nicht staut. Füllen Sie dann gemeinsam die Blumenerde locker in den Topf. Jetzt können die Blumenzwiebeln in die Erde gesetzt werden. Die schmale Stelle zeigt dabei nach oben. Dann werden die Blumenzwiebeln locker mit Erde bedeckt und angegossen.

Zum Abschluss stellen Sie den Topf an einen dunklen und – wenn möglich – kühlen Ort. Immer wieder können Sie gemeinsam nachsehen, ob die Knospen bereits ihre Köpfe aus der Erde strecken. Wenn es so weit ist, stellen Sie den Topf an einen hellen, nicht zu warmen Ort. Verfolgen Sie das Wachsen der Blumen Tag für Tag. Dabei eröffnen sich immer wieder schöne Gesprächsthemen über das Gärtnern, über Blumen und alles, was damit zusammenhängt.

Varianten & Ergänzungen

Eine Angehörige erzählt:
„Meine Mutti ist kaum mehr mobil. Sie sitzt eigentlich nur noch, jedes Aufstehen fällt schwer. Früher hat sie so gern gegärtnert!
Da habe ich ihr im Frühjahr in einem ausrangierten Kinderwagen, den ich auf dem Sperrmüll gefunden habe, ein kleines Beet mit Geranien gepflanzt. So haben wir ein mobiles „Hoch"-Beet, zu dem sie sich nicht weit bücken muss. Sie liebt es, jeden Tag die verwelkten Blüten abzuzupfen. Den ganzen Sommer schon steht das mobile Beet bei uns auf dem Balkon!"

Tipp

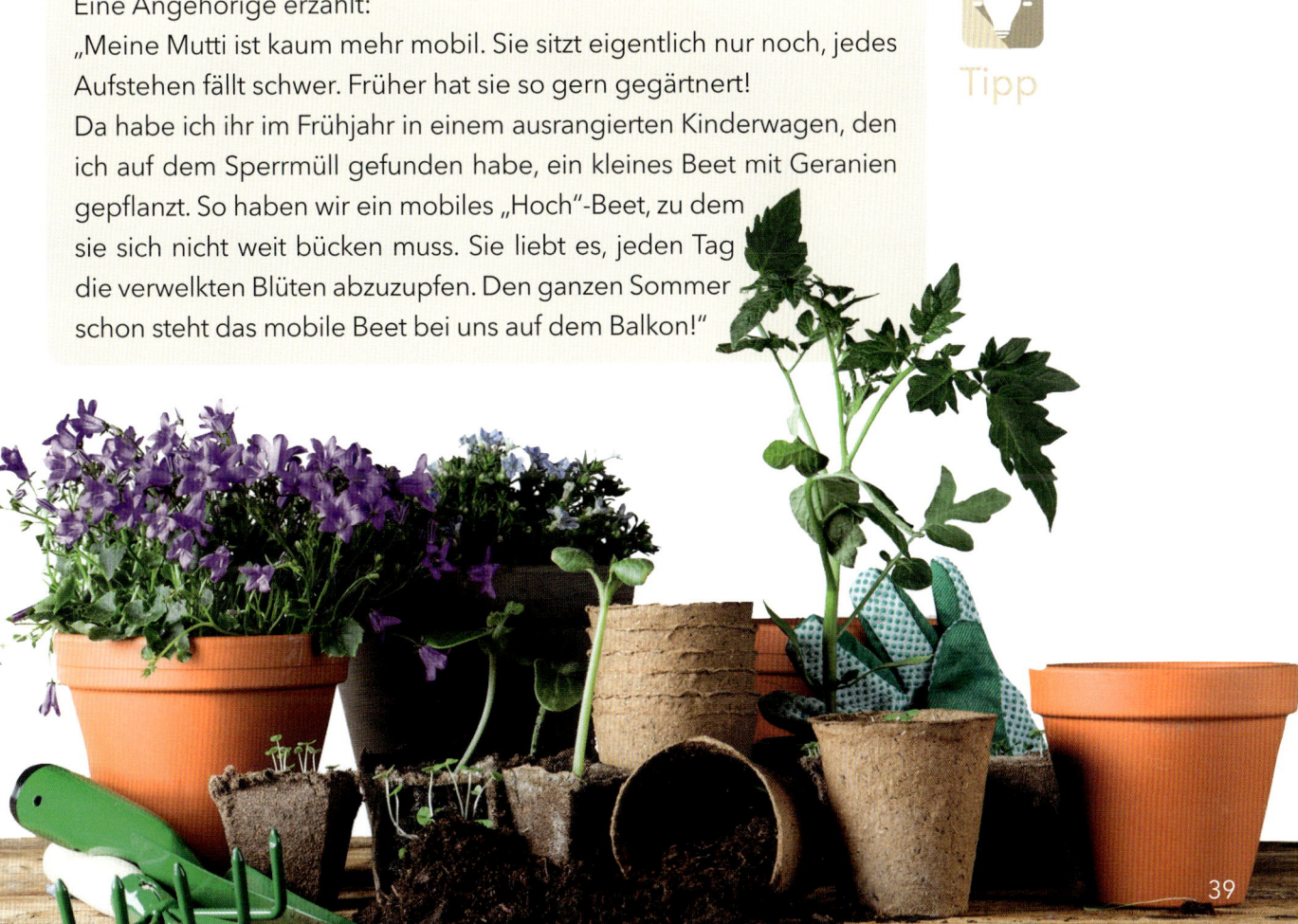

Natur & Garten

14 In Wald und Flur

Bäume sind ein wesentlicher Bestandteil unserer Umwelt. Oft nehmen wir sie heute in unserem Alltag nicht bewusst wahr. Die ältere Generation hat meist mehr Zeit in der Natur verbracht und ist deshalb mit den verschiedenen Baumarten tief vertraut. Die Beschäftigung mit Blättern, Zweigen und Rindenstücken regt alle Sinne an. Wer erkennt, zu welchem Baum sie gehören?

Material
- Zweige, Äste, Blätter, Früchte, Rindenstücke von Bäumen

für die Variante:
- Bilder der Bäume, von denen Sie Bestandteile gesammelt haben

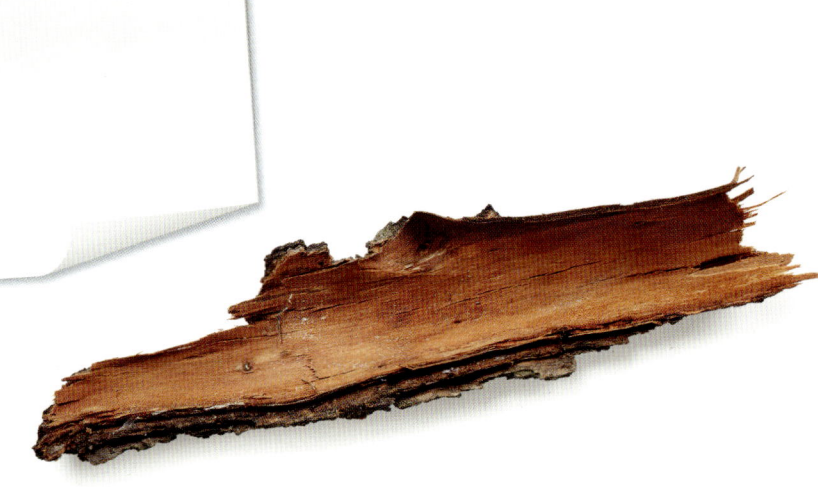

 ca. 20 Minuten
plus etwas Vorbereitungszeit für
das Sammeln der Blätter und Äste

 Budget: 0 €
Einzel- und Gruppenbeschäftigung
(auch bei Bettlägerigkeit geeignet)

Beschreibung

Zweige, Äste, Blätter, Früchte und Rindenstücke von Bäumen finden Sie direkt vor Ihrer Haustür. Ob alleine, zu zweit oder in der Gruppe – ein kleiner Spaziergang tut in jedem Fall gut.

Die gesammelten Zweige, Blätter, Knospen, Blüten und Früchte breiten Sie zusammen auf dem Tisch aus.

Gemeinsam versuchen Sie zu bestimmen, zu welchem Baum die Bestandteile gehören. Ist es ein Laub- oder Nadelbaum? Eine Fichte oder ein Tanne? Wozu gehört dieser Zweig? Es ist erstaunlich, wie gut die Erinnerung älterer Menschen dabei ist und wie genau sie die Bäume kennen.

Tipp

Mithilfe von Bildern der Bäume, von denen die gesammelten Blätter, Früchte und Zweige stammen, fällt das Bestimmen etwas leichter.

Der alte Apfelbaum

„Verdammte Axt", rief Franz. Seit Stunden mühte er sich, die Wurzel des alten Apfelbaumes auszugraben. In einer stürmischen Gewitternacht im Frühjahr hatte der Blitz in den Baum eingeschlagen. Im letzten Jahr hatte der Baum noch viele Äpfel getragen. Nun stand das tote Gerippe im Garten und bot einen traurigen Anblick. So hatte Franz den Baum schweren Herzens gefällt. Stamm und Äste hatte er klein gesägt, sie bildeten einen ordentlich aufgeschichteten Haufen. Jetzt fehlte nur noch die Wurzel. Alle Mühen halfen nichts. Franz gelang es nicht, die Wurzel aus dem Boden zu ziehen. Mühsam hatte er den Boden gelockert und die dicken Wurzelstämme durchtrennt. Dennoch gelang es ihm nicht, den Stumpf aus dem Boden zu ziehen. Inzwischen waren aus den umliegenden Höfen einige Helfer gekommen. Mit vereinten Kräften zogen sie an dem Seil, das sie an dem Wurzelblock befestigt hatten. Auch gemeinsam schafften sie es nicht, dem Erdreich den Stumpf zu entreißen. Da hatte Franz die rettende Idee. „Wir nehmen die Winde vom Feuerwehrwagen!" Gesagt, getan. Wenig später stand der Feuerwehrwagen im Garten. Schnell war das Seil an der Baumwurzel befestigt. Langsam spannte die Winde das Seil. Immer noch widersetzte sich der Stumpf, auch wenn er schon wackelte. Der alte Feuerwehrwagen schien sich gegen die Last aufzubäumen. Schon schien es, als ob die Vorderräder gleich vom Boden abheben würden. Da gab es plötzlich einen Ruck, und das Erdreich gab den Stumpf endlich frei. Alle jubelten. Triumphierend rief Franz:

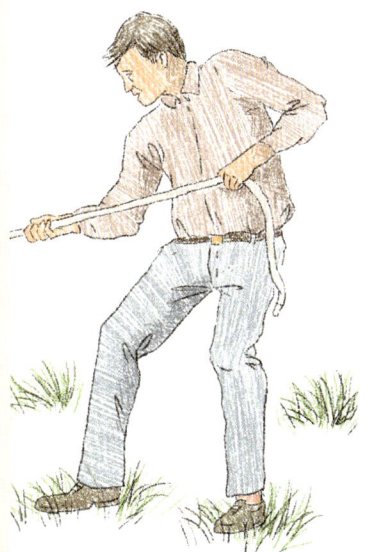

Wo ein Wille ist, ist auch ein Weg.

aus:
Es ist noch kein Meister vom Himmel gefallen, Die schönsten Sprichwort-Geschichten rund um Tagwerk und Arbeit, SingLiesel Verlag

Natur & Garten

15 Früchte aus Papiermaché

Viele ältere Menschen können sich für das Basteln begeistern. Es ist schön, mit den Händen zu arbeiten und am Ende etwas selbst geschaffen zu haben. Das Ergebnis ist eine bunte Dekoration, die den Alltag verschönert. Hier entstehen aus Zeitungsschnipseln, Kleister und Farbe naturgetreue oder fantasievolle Nachbildungen von Äpfeln, Birnen oder Bananen.

erfordert ein wenig Ausdauer

Material
- Obst (Apfel, Birne, Banane)
- Zeitungspapier, Tapetenkleister
- Frischhaltefolie
- scharfes Messer
- Reis
- Malerkrepp
- Acrylfarbe in verschiedenen Farbtönen
- Pinsel
- Bastelkarton-Reste
- Schere
- Klebstoff

ca. 30–60 Minuten
ca. 15 Minuten Vorbereitungszeit
24 h Zeit für das Trocknen des Papiermachés

Budget: ca. 10 €
(variiert je nach Teilnehmerzahl)
Einzel- und Gruppenbeschäftigung

Beschreibung

Vorbereitung: Das Material wird zusammengestellt und der Tapetenkleister nach Anleitung angerührt.

Ausführung: Als Erstes wird eine alte Zeitung in kleine Schnipsel zerrissen (ca. 4 cm groß). Das Obst wird luftdicht in Frischhaltefolie eingewickelt, damit beim nächsten Arbeitsschritt der Leim nicht direkt auf der Frucht haftet.

Die Zeitungsschnipsel werden nun großzügig mit Tapetenkleister eingestrichen und auf das Obst gelegt. Die ganze Oberfläche der Frucht wird mit Zeitung bedeckt. Dabei sollten die Schnipsel einander überlappen, damit die Papier-Frucht später stabil ist. Tragen Sie insgesamt ca. sieben Schichten Zeitungspapier auf. Danach lassen Sie die Früchte 24 Stunden trocknen.

Im nächsten Schritt wird die Frucht im Inneren durch Reiskörner oder ähnliches Füllmaterial ersetzt. Dafür schneiden Sie die Hülle einfach durch, entnehmen das Obst und füllen die Hülle mit Reis. Das gelingt am einfachsten, wenn Sie den Reis vorher in einen Frühstücksbeutel aus Plastik gegeben haben. Jetzt kleben Sie die beiden Teile wieder zusammen. Dafür eignet sich am besten Malerkrepp. Hierauf hält die Farbe beim anschließenden Bemalen am besten.

Beim Bemalen der Früchte sind der Fantasie keine Grenzen gesetzt. Die besten Ergebnisse werden erzielt, wenn die Papiermaché-Hülle zunächst mit weißer Acrylfarbe grundiert wird. Danach können die Früchte nach Lust und Laune farbig gestaltet werden.

Zum Schluss können aus Bastelkarton-Resten kleine Details ausgeschnitten werden, z. B. ein Stiel und zwei kleine Blätter. Sie werden ebenfalls bemalt und dann angeklebt.

Varianten & Ergänzungen

Grundsätzlich können Sie eine Vielzahl an Gegenständen in Papiermaché nachbilden. Eine tolle Ergänzung zu den oben erwähnten Früchten ist zum Beispiel eine Obstschale, die man mithilfe eines aufgepusteten Luftballons basteln kann. Der Luftballon wird an einer Schnur knapp über dem Tisch aufgehängt. Die untere Hälfte des Ballons wird mit einer Papiermaché-Hülle bedeckt (wie oben). Einfach trocknen lassen, dann ablösen und den Rand vorsichtig gerade abschneiden. Nun ebenfalls nach Geschmack anmalen.

Info

> Eine Angehörige erzählt: „Meinen Opa konnte ich nicht zum Basteln bewegen. Aber als ich ihn bat, für den bevorstehenden Kindergeburtstag unserer Tochter Zeitungen in Schnipsel zu reißen, weil wir Pappmaché-Früchte basteln wollten, half er uns mit Selbstverständlichkeit. Man braucht große Mengen dafür. Der Kindergeburtstag war ein Erfolg, und eine Freundin wollte bei ihrer Tochter dasselbe machen. Sie bat uns für die Vorbereitungen um Hilfe. Wieder war der Opa mit Eifer dabei – inzwischen zerkleinert er alle Zeitungen, mit oder ohne Kindergeburtstag. Und wir haben immer noch Platz in der Papiertonne, wenn sie bei den Nachbarn schon überfüllt ist …"

Natur & Garten

16 Erntezeit

Herbstzeit ist Erntezeit. Viele heimische Obstsorten werden in dieser Zeit geerntet. Äpfel, Birnen, Pflaumen, Mirabellen, Trauben und viele weitere Früchte. Wie diese Früchte riechen, wie sie sich anfühlen und wie sie schmecken, damit beschäftigen wir uns hier.

Material
- verschiedene Früchte: Äpfel, Birnen, Pflaumen, Kirschen, Pfirsiche, Nektarinen, Trauben ...
- ein großer Löffel

 ca. 30 Minuten
keine Vorbereitungszeit

 Budget: ca. 3 €
Einzel- und Gruppenbeschäftigung
Ideal in der Herbstzeit

Beschreibung

Obst kann man nicht nur essen und schmecken. Man kann es auch mit anderen Sinnen erfahren: Wie riecht es? Wie fühlt es sich an? Welche Form hat es? Und manchmal sind mit einzelnen Obstsorten auch ganz persönliche Geschichten verbunden. Wer hätte nicht als Kind einmal Kirschen aus einem fremden Garten geklaut?

Welche Frucht ist das? – Ertasten

Legen Sie eine Frucht in einen kleinen Korb und decken Sie ein Tuch darüber. Bitten Sie Ihr Gegenüber, mit der Hand unter das Tuch zu fahren und die Frucht abzutasten. Wie heißt die Frucht?
Wiederholen Sie dies mit verschiedenen Obstsorten. Welche Unterschiede gibt es? Woran erkenne ich eine Birne, einen Apfel oder eine Pflaume? Daran lassen sich leicht Gespräche anknüpfen.

Welche Frucht ist das? – Riechen

Jede Obstsorte hat ihren eigenen Duft. Bitten Sie Ihren Mitspieler, die Augen zu schließen. Legen Sie eine gut ausgereifte Frucht auf einen großen Löffel und halten Sie sie ihm an die Nase. Überlegen Sie gemeinsam: Welche Frucht könnte das sein?

Das große Beschäftigungs- und Ideen-Buch

Tipp

Je nach Reifegrad und Obstsorte verströmen die Obstsorten manchmal nur einen schwachen Duft. Dann schneiden Sie die Früchte auf.

Obstsalat
Mit Essen soll man nicht (nur) spielen … Deshalb bereiten Sie zum Abschluss aus den Früchten gemeinsam einen Obstsalat zu.

Überlegen Sie gemeinsam:
Welches Obst wächst an Bäumen? Welches an Sträuchern?
Was kann man aus Obst machen? (Marmelade, Kuchen, Säfte …)

Mit Obst sind viele persönliche Erfahrungen verbunden. Fragen Sie nach Lieblingssorten oder nach den erwähnten Kirschen „aus Nachbars Garten".

Aktivierung & Gesprächsimpulse

Finden Sie den „Fremdling"
Welcher Begriff passt nicht zu den anderen?

Äpfel, Birnen, Pflaumen, Gurken, Trauben
Lösung: Gurken – die Gurke zählt zu den Gemüsesorten.

Himbeere, Brombeere, Apfel, Stachelbeere
Lösung: Apfel – er wächst am Baum. Die übrigen Obstsorten an Sträuchern.

Kirschen, Pfirsiche, Bananen, Pflaumen
Lösung: Bananen – sie sind exotische Früchte,
die anderen sind heimische Obstsorten.

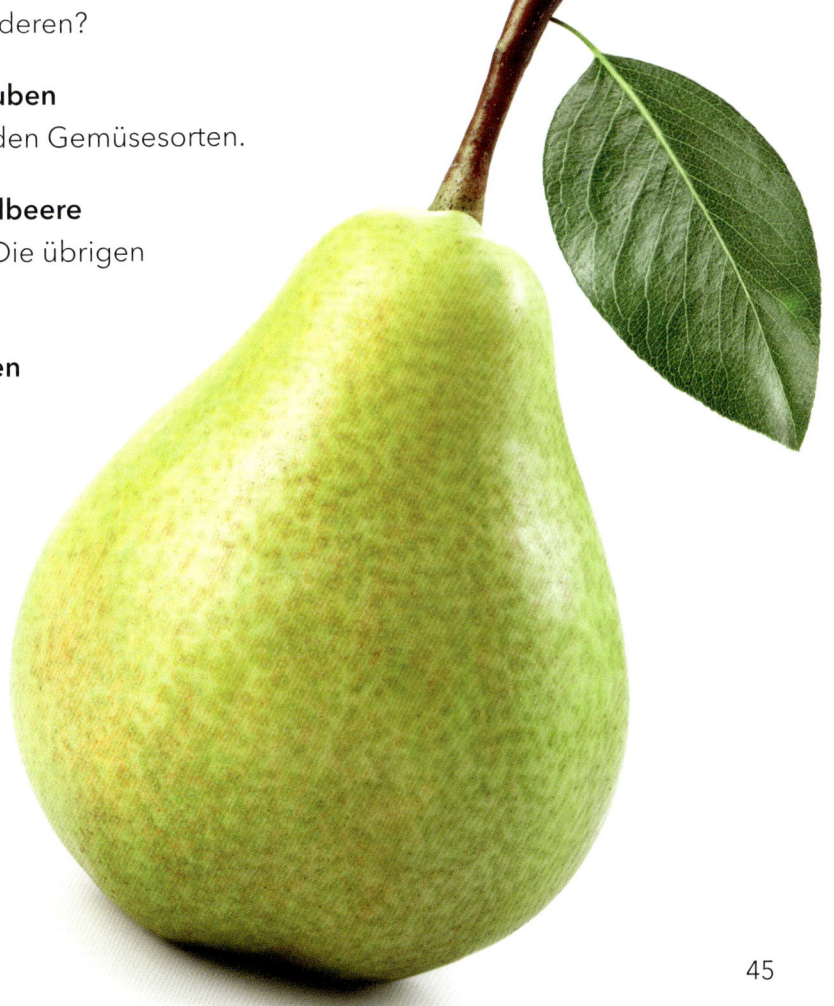

Natur & Garten

17 Blätter-Bilder

Im weltbekannten Buchheim-Museum in Bernried am Starnberger See gibt es eine ganz besondere Dauer-Ausstellung: Dittis Blätterbilder. Aus Herbstlaub hat Diethild Buchheim, die Frau des weltbekannten Künstlers, Autors und Kunstsammlers Lothar-Günther Buchheim, wunderschöne Blätterbilder mit den unterschiedlichsten Motiven geschaffen. Solche Blätterbilder kann man leicht selbst machen.

Material
- gepresstes Herbstlaub
- Papier
- Klebstoff

 ca. 10 bis 60 Minuten Vorbereitungszeit für das Sammeln und Pressen der Blätter

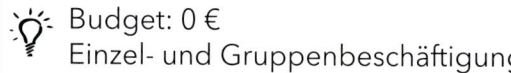 Budget: 0 €
Einzel- und Gruppenbeschäftigung

Beschreibung

Vorbereitung: Für die Blätter-Bilder benötigen Sie gepresstes Herbstlaub. Somit steht erst einmal ein ausgiebiger Herbst-Spaziergang an, bei dem Sie gemeinsam Blätter jeder Größe, Farbe und Form sammeln. Anschließend legen Sie die Blätter nebeneinander zwischen die Seiten einer Zeitung. Beschweren Sie die Zeitung mit dicken, schweren Büchern. Warten Sie einige Tage, bis die Blätter ganz trocken sind.

Tipp

Die Farbtöne von buntem Herbstlaub bleiben meist besser erhalten, wenn die Blätter zwischen zwei Lagen Seidenpapier vorsichtig gebügelt werden. Das Bügeleisen darf dabei nur leicht erhitzt sein, denn wenn die Hitze zu stark ist, werden die Blätter brüchig. Die Farben bleiben übrigens besonders lange erhalten, wenn die getrockneten Blätter mit Haarspray eingesprüht werden.

Ausführung: Ist das Laub getrocknet, können Sie daraus zusammen wunderschöne Blätterbilder basteln. Der Fantasie sind dabei keine Grenzen gesetzt. Je unterschiedlicher die Blätter in Größe, Form und Farbe sind, desto mehr Möglichkeiten gibt es.

Oft ergeben sich schon beim Herumschieben der Blätter wie von selbst Ideen für Motive, beispielsweise ein Schmetterling, eine Maus, ein bunter Vogel oder ein Teddy-Gesicht. Auch ganze Landschaften lassen sich zusammenstellen – oder einfach ein interessantes Muster. Sobald die Blätter so angeordnet sind, wie es jedem selbst am besten gefällt, können sie auf Papier geklebt werden. Fertig.

Es ist gar nicht wichtig, dass am Ende wirklich ein perfektes Motiv entsteht. Viel wichtiger ist der kreative Umgang mit den Materialien aus der Natur, die bei einem gemeinsamen Spaziergang gesammelt wurden.

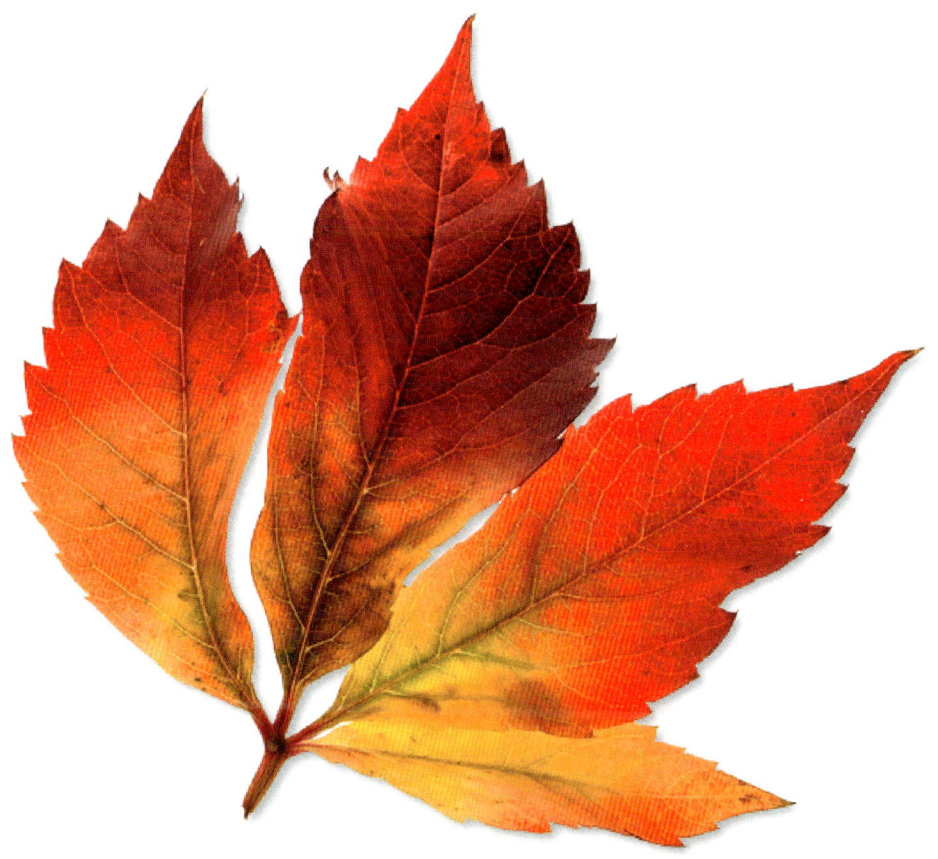

Aktivierung & Gesprächsimpulse

Herbstzeit ist auch Pilze-Zeit. Wer hat früher gerne Pilze gesammelt? Wie sieht ein Fliegenpilz aus? Wer mag gerne Steinpilze? Kaum jemand in der älteren Generation, der nicht bereits als Kind Pilze gesammelt hätte. Oft wurde das Wissen von den Großeltern an die Enkel weiter gegeben.

Natur & Garten

18 Ein farbenfrohes Herbst-Mobile

Das bunte Herbstlaub kann als Vorlage für eine wunderschöne Bastelarbeit dienen. Sie lässt sich in viele kleine gemeinsame Arbeitsschritte zerlegen, die gemeinsam durchgeführt werden: Aus Filzresten entsteht ein Mobile, das an die Decke oder ans Fenster gehängt wird.

Material
- Herbstlaub
- Filzreste in Herbstfarben
- Papier
- dicke Nadel und festes Nähgarn (Zwirn)
- dicker Stift
- Äste oder Stöcke (ca. 50 cm–80 cm lang)

ca. 60 Minuten
etwas Vorbereitungszeit für das Sammeln der Materialien

Budget: 0 €
Einzel- und Gruppenbeschäftigung
Herbstzeit

Beschreibung

Vorbereitung: Sammeln Sie einige Herbstblätter unterschiedlicher Bäume als Vorlage. Die Blätter sollten nicht zu klein sein. Außerdem brauchen Sie einen stabilen Ast, der ca. 50 bis 80 Zentimeter lang ist.

Tipp

Das Laubsammeln und die Suche nach einem stabilen Ast für die Bastelarbeit ist ein guter Anlass für einen gemeinsamen Herbstspaziergang in der Natur.

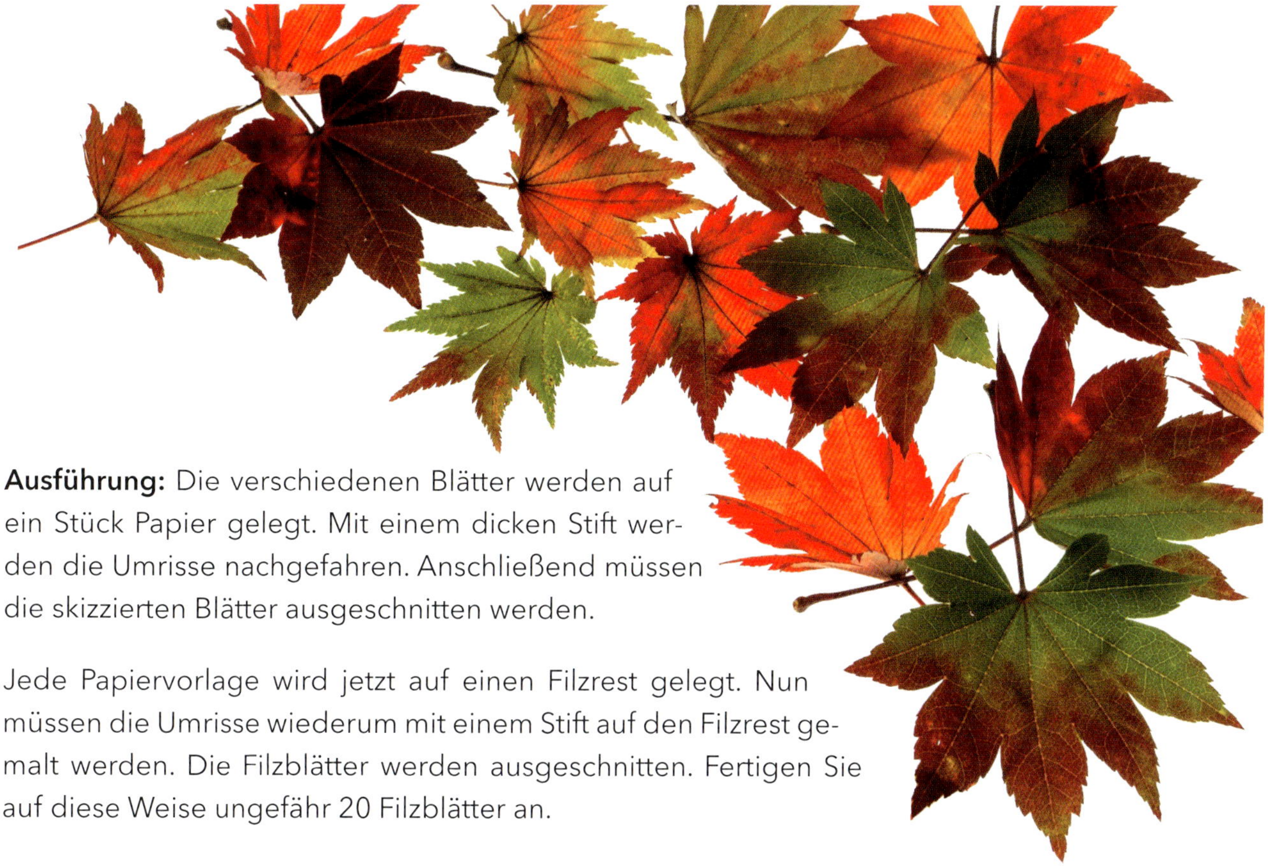

Ausführung: Die verschiedenen Blätter werden auf ein Stück Papier gelegt. Mit einem dicken Stift werden die Umrisse nachgefahren. Anschließend müssen die skizzierten Blätter ausgeschnitten werden.

Jede Papiervorlage wird jetzt auf einen Filzrest gelegt. Nun müssen die Umrisse wiederum mit einem Stift auf den Filzrest gemalt werden. Die Filzblätter werden ausgeschnitten. Fertigen Sie auf diese Weise ungefähr 20 Filzblätter an.

Im Anschluss wird durch die Spitze eines jeden Filz-Blattes mit der Nadel ein Faden gezogen. Machen Sie einen Knoten, damit das Blatt nicht verrutschen kann. Dann fädeln Sie mit etwas Abstand das nächste Blatt auf die Schnur und knoten es ebenfalls fest. Pro Schnur wählen Sie etwa vier bis sechs Filzblätter aus. Insgesamt benötigen Sie ca. fünf Schnüre. Jetzt werden die Blätterschnüre nebeneinander an dem Ast festgebunden. Fertig ist ein wunderschönes Blätter-Mobile.

Tipp

Das Basteln macht umso mehr Spaß, wenn es gleichzeitig einen Zweck erfüllt. Vielleicht fällt Ihnen ein schöner Anlass ein, für den noch ein Geschenk gebraucht wird. Das wäre eine gute Motivation. Babys und Kleinkinder zum Beispiel lieben Mobiles. Gibt es in der Nachbarschaft ein kleines Kind, dem solch ein Geschenk Freude machen würde?

Feste & Feiertage

„Man muss die Feste feiern, wie sie fallen"

Wie schön ist die Vorfreude auf Feiertage jeglicher Art, wie verlässlich kehren sie wieder Jahr für Jahr, wie lange freuen wir uns im Nachhinein an ihnen! Das Wachhalten der Festtage ist grade für Menschen mit Demenz besonders wichtig und gibt Halt. Am einfachsten können die Feiertage erfahrbar gemacht werden mit typischen Dekorationen und Tischschmuck, dazu ist gar kein großes Budget nötig: ein paar Tannenzweige für den Adventstisch, gefärbte Eier zu Ostern, Kastanien im Herbst, bunte Servietten und Luftschlangen an Fastnacht. Ein paar besondere Ideen haben wir in den folgenden Kapiteln für Sie zusammengestellt.

19 Feste & Feiertage

Im Jahresverlauf finden viele Feste und Feiertage statt, die tief im Gedächtnis verankert und mit zahlreichen Erinnerungen verknüpft sind. Diese Feste und Feiertage ordnen wir den einzelnen Monaten zu. Daraus entsteht ein Festtagskalender.

Material
- kleine Karteikarten
- 12 Blätter Papier (DIN A4)

 ca. 20-30 Minuten

 Budget: 0 €
Einzel- und Gruppenbeschäftigung
Ideal zum Jahresbeginn!

Beschreibung

Vorbereitung: Den Festtagskalender können Sie sehr gut gemeinsam vorbereiten. Überlegen Sie, welche Feiertage und Feste in welche Monate fallen. Hier einige Vorschläge.

Januar:	Neujahr, Heilige Drei Könige
Februar:	Karneval, Valentinstag
März/April:	Ostern
Mai/Juni:	Muttertag, Pfingsten, Christi Himmelfahrt/Vatertag, Fronleichnam
Juli/August:	evtl. Sommerfest
September:	Erntedank, Oktoberfest
Oktober:	Tag der Deutschen Einheit
November:	Allerheiligen
Dezember:	Nikolaus, Weihnachten, Silvester

Auch die Geburtstage der Teilnehmer oder ein Sommerfest können Eingang in diesen Festtagskalender finden.

Schreiben Sie die Feste und Feiertage auf einzelne Kärtchen. Beschriften Sie dann die Blätter mit den Monatsnamen. Die Blätter sollten so groß sein, dass mehrere Kärtchen darauf Platz haben.

Ausführung: Legen Sie die vorbereiteten Kärtchen mit den Namen der Feier- und Festtage auf den Tisch. Überlegen Sie gemeinsam, welches Fest welchem Monat zugeordnet werden kann, und kleben Sie die Kärtchen auf das entsprechende Blatt mit dem Monatsnamen.

Wenn alle Karten aufgeklebt sind, kann der Festtagskalender am oberen Rand gelocht und an die Wand gehängt werden.

Varianten & Ergänzungen

Statt der Wortkarten können Sie auch Bildkarten einsetzen. Beispielsweise einen Weihnachtsbaum für Weihnachten oder einen Blumenstrauß für den Valentinstag. Hier ist der Vorbereitungsaufwand zwar höher, gleichzeitig steigt die Herausforderung und der Spielspaß.

Aktivierung & Gesprächsimpulse

Das Thema Feiertage und Feste weckt viele Erinnerungen. Folgende Fragen bieten sich beispielsweise an:

Wie wurde bei Ihnen Weihnachten gefeiert?
Welche Bräuche gibt es rund um das Osterfest?
Jeck oder Faschingsmuffel?

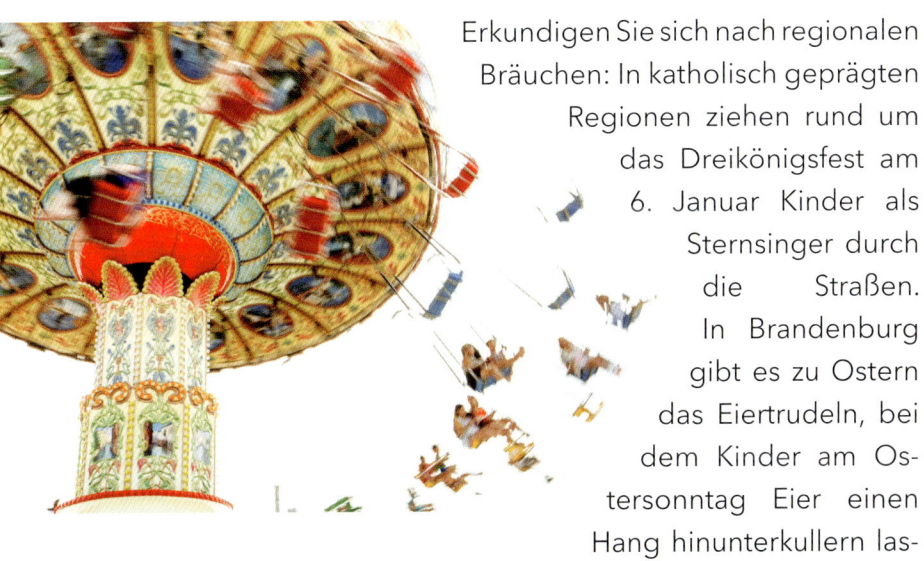

Erkundigen Sie sich nach regionalen Bräuchen: In katholisch geprägten Regionen ziehen rund um das Dreikönigsfest am 6. Januar Kinder als Sternsinger durch die Straßen. In Brandenburg gibt es zu Ostern das Eiertrudeln, bei dem Kinder am Ostersonntag Eier einen Hang hinunterkullern lassen. In anderen Regionen Deutschlands werden vielfach Osterfeuer abgebrannt.

Feste & Feiertage

20 Duftende Adventsleuchten

Der Duft von Mandarinen und Orangen ist fest mit der Erinnerung an Herbst- und Wintertage verbunden. Die Schalen dieser Früchte bieten eine Grundlage für stimmungsvolle Tischleuchten und hübsche Deko-Schälchen, die mit ihrem Anblick und Geruch auf die Adventszeit einstimmen.

Material
- zwei Mandarinen oder zwei kleine Orangen
- Lochzange mit verschiedenen Durchmessern
- Küchenmesser
- Teelöffel
- Tannenzweige zum Verzieren
- Teelichter
- Klebstoff und Filzstifte

für die Variante:
- Sternanis, Perlen

 ca. 30 Minuten
Vorbereitungszeit ca. 10 Minuten

 Budget: ca. 2 €
Einzel- und Gruppenbeschäftigung
Ideal für die Adventszeit!

Beschreibung

Vorbereitung: Für das Basteln der Tischleuchten und Deko-Schälchen werden die Früchte in der Mitte durchgeschnitten. Bei kleineren Früchten empfiehlt es sich, nur einen Deckel abzuschneiden.
Dann wird das Fruchtfleisch mit einem Löffel vorsichtig von der Schale gelöst und herausgenommen. Lassen Sie die Schalen am besten einige Stunden trocknen. Fehlt hierfür die Zeit, können Sie auch gleich weiterbasteln.

Tipp

Natürlich kann das Fruchtfleisch gleich gegessen werden. Die saftigen Mandarinen und Orangen sind wahre Vitaminbomben und sehr gesund.

Ausführung: Mit der Lochzange können Sie anschließend Muster in die Schale stanzen. Der Fantasie sind dabei keine Grenzen gesetzt. Die verschiedenen Einsätze bzw. Durchmesser bieten viele Möglichkeiten. Auch verschiedene Motive sind denkbar, beispielsweise Herzen oder Sterne.

Die so verzierten Schälchen können als Kerzenständer oder zusammen mit einigen Tannenzweigen als schöne Deko-Objekte verwendet werden.

Tipp

Damit das Teelicht bei größeren Früchten nicht zu tief sitzt, kann man etwas Sand einfüllen.

Duftkette

Varianten & Ergänzungen

Die Mandarinen können auch auf herkömmliche Art geschält werden. Aus den Schalenstückchen kann dann ganz einfach eine wunderbare Duftkette gebastelt werden. Dafür benötigen Sie neben den Mandarinenschalen ein paar bunte Perlen, Sternanis sowie Nadel und festen Faden (Zwirn). Befestigen Sie zunächst einen Sternanis am Fadenende. So wird verhindert, dass die Mandarinenschalen von der Kette rutschen. Jetzt fädeln Sie abwechselnd Schalenstücke und Perlen auf. Den Abschluss bildet wieder ein Sternanis.

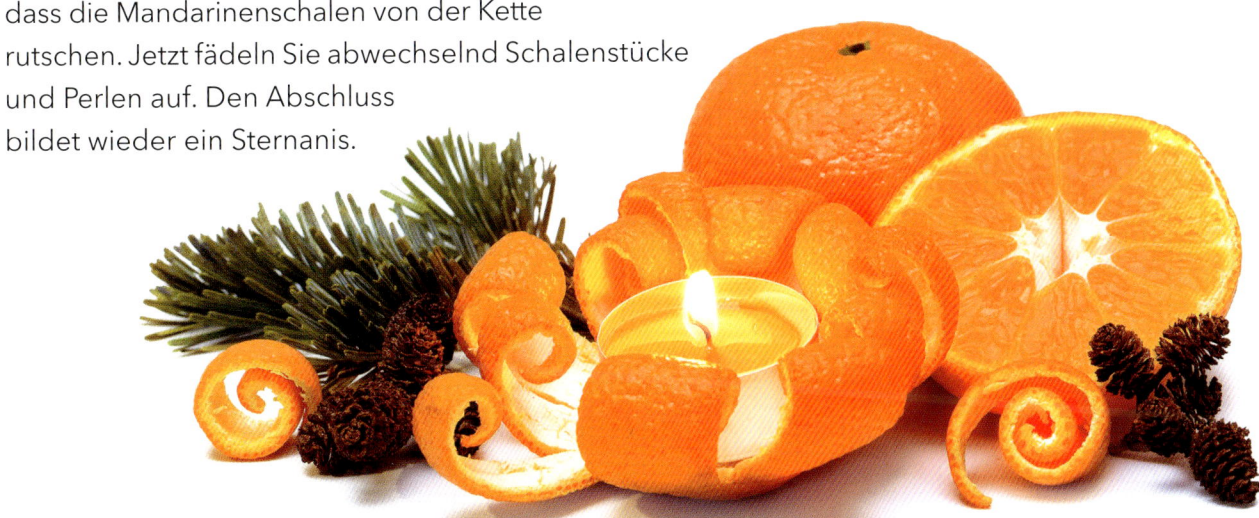

Fragen Sie beim Basteln nach früheren Weihnachts- und Adventsbräuchen. In vielen Familien wurde der Adventskranz früher selbst gemacht. Und in der Adventszeit wurden natürlich viele Plätzchen gebacken, zum Beispiel Spekulatius, Zimtsterne oder Vanillekipferl. Erkundigen Sie sich nach den Lieblingsplätzchen.

Aktivierung & Gesprächsimpulse

Feste & Feiertage

21 Leise rieselt der Schnee … Schneekugeln

Schneekugeln sind bis heute ein nostalgisches Souvenir. In früheren Jahrzehnten gab es kaum ein Bauwerk oder ein Motiv, das nicht in einer Schneekugel Platz gefunden hätte – ob die Rialto-Brücke, der Eiffelturm oder das winterliche Hexenhäuschen.
Vielleicht besitzen Sie selbst eine Schneekugel oder können auf dem Flohmarkt das eine oder andere Exemplar günstig erstehen. Sie werden sehen, dass Sie damit nicht nur ein schönes Dekorationsobjekt haben, sondern auch eine wundervolle Inspiration, um über (Winter-)themen ins Gespräch zu kommen. Schneekugeln können Sie auch gemeinsam selbst basteln.

Material
- leere Marmeladengläschen mit Schraubverschluss
- destilliertes Wasser
- Glycerin (erhältlich in der Apotheke)
- Glitter oder Kunstschnee aus dem Bastelgeschäft
- wasserfester Klebstoff oder eine Heißklebepistole
- wasserfeste Figuren (z. B. ein Schneemann, ein Tannenbaum, ein Eichhörnchen o. ä.)

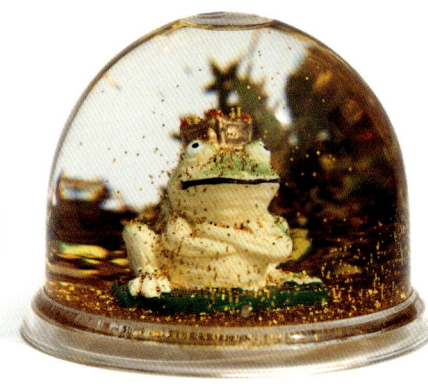

 ca. 30 Minuten

 Budget: ca. 5 €
Einzel- und Gruppenbeschäftigung
Ideal für die Herbst- und Winterzeit.

Beschreibung

Als Erstes werden die Gläschen gründlich gereinigt. Dann werden mit der Heißklebepistole oder einem wasserfesten Kleber vorsichtig die Figuren auf die Innenseite der Deckel geklebt. Achtung: Der Kleber aus der Pistole wird sehr heiß. Hier ist ein wachsames Auge ratsam.

Tipp

Bei kleineren Figuren ist es hilfreich, einen Sockel zu bauen. Das kann der Deckel einer Pet-Flasche oder ein passendes Stück Styropor sein.

Im Anschluss füllen Sie destilliertes Wasser und Glitter oder Kunstschnee in die Gläser.

Tipp

> Bei schwereren Partikeln hilft es, ein paar Spritzer Glycerin oder Babyöl hinzuzufügen, damit der „Schnee" nicht zu schnell sinkt.

Jetzt folgt der Testlauf. Der Deckel mit der Figur wird vorsichtig ins Glas gesetzt und festgeschraubt. Jetzt muss geprüft werden, ob genug Wasser enthalten ist. Gegebenenfalls wird noch etwas Wasser, Glitter oder Glycerin nachgefüllt.

Wenn alles stimmt, wird der Deckel fest zugeschraubt und mit der Heißklebepistole oder dem wasserfesten Klebstoff abgedichtet.

Zum Abschluss können Sie zur Verschönerung den Deckel noch unter etwas Geschenkband oder Bast verstecken.

Aktivierung & Gesprächsimpulse

Sprechen Sie über vergangene Urlaube und die Motive in der Schneekugel. Oder sprechen Sie über die Winterzeit. Was waren typische Winteraktivitäten? Sicher erzählt jeder gern davon, wie er in seiner Kindheit rodeln oder eislaufen war, wie er die Skipisten hinuntergesaust ist oder Schneeballschlachten veranstaltet hat.

Zwei Liedvorschläge für die Winterzeit:

A B C, die Katze lief im Schnee

A B C, die Katze lief im Schnee.
Und als sie dann nach Hause kam,
da hatte sie weiße Stiefel an.
O jemine! O jemine!
Die Katze lief im Schnee.

A B C, die Katze lief zur Höh!
Sie leckt ihr kaltes Pfötchen rein
und putzt sich auch die Stiefelein
und ging nicht mehr,
und ging nicht mehr,
ging nicht mehr in den Schnee.

Schneeflöckchen, Weißröckchen

Schneeflöckchen, vom Himmel
da kommst du geschneit,
du warst in der Wolke,
dein Weg ist gar weit.
Ach setz dich ans Fenster,
du niedlicher Stern,
wir Kinder, wir sehen
dich alle so gern.

Schneeflöckchen, ach decke
die Saaten geschwind.
Sie frieren, du wärmst sie
so bittet das Kind.

Schneeflöckchen, Weißröckchen
so kommet doch all',
dann mach ich den Schneemann,
dann werf ich den Ball.

Alltägliches

„Geteilte Freude ist doppelte Freude"

Der Alltag ist eine „ewiggleiche Mühle"? Auch aus dem Alltäglichen lassen sich jede Menge Ausgangspunkte für eine besondere Beschäftigun ziehen! Und die Freude darüber ist oft besonders groß. Gewiss fallen Ihnen viele weitere Möglichkeiten aus dem Alltag ein, wir haben nur einige Beispiele aufgeführt.

Alltägliches

22 Sportzeitungen und Klatschmagazine

Zeitungen gehören für viele zum Alltag wie der morgendliche Kaffee. Männer interessieren sich besonders für den Sportteil, Frauen nicht selten für die Klatschspalten. Nicht nur für Menschen mit Demenz ist es oft schwierig, die Inhalte einer aktuellen Zeitung tatsächlich zu verstehen. Nicht jeder kennt die aktuellen Sport- und Filmstars. Heidi Klum oder Dirk Nowitzki? Beides Welt-Stars aus Deutschland, die der älteren Generation aber nicht unbedingt geläufig sind. Anders dagegen Persönlichkeiten wie Bubi Scholz oder Soraya, die persische Märchenprinzessin.
Basteln Sie selbst eine Zeitung, in der ein älterer Mensch vieles wiederfindet, an das er mit seinen Erinnerungen anknüpfen kann.

Material
- Bilder und Geschichten aus den 50er-/60er-/70er-Jahren (aus dem Internet)
- Schnellhefter

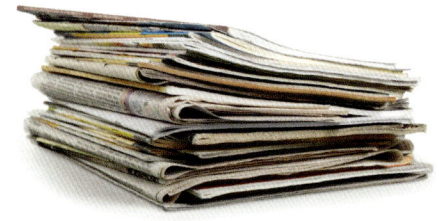

 ca. 20 Minuten
Vorbereitungszeit für die Recherche und das Erstellen der Zeitung (ca. 60 Minuten)

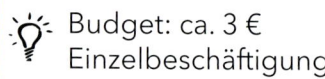 Budget: ca. 3 €
Einzelbeschäftigung

Beschreibung

Vorbereitung: Ihre eigene Zeitung können Sie ganz individuell gestalten. Als Erstes überlegen Sie sich mögliche Themen. Im gemeinsamen Gespräch ergeben sich dazu Ideen. Fragen Sie zum Beispiel nach bekannten Stars von früher aus dem Sport oder aus dem Film.

Info

Die Idee hierzu stammt von einer jungen Frau, die den Keller ihrer Eltern ausräumte und dort mehrere Jahrgänge von Illustrierten aus den 50er- und 60er-Jahren fand. Ein wahrer Schatz für die nahe gelegene Tagespflegeeinrichtung.

Die Namen der folgenden Berühmtheiten könnten in Ihrer Zeitung auftauchen:

Sport
Bubi Scholz: deutscher Boxer in den 50er-Jahren, trat auch gegen Muhammed Ali an (der damals noch Cassius Clay hieß)
Jackie Stewart: britischer Formel-1-Rennfahrer in den 70er-Jahren
Sepp Maier: der legendäre Torhüter des FC Bayern München in den 70er-Jahren
Petar Radenkovic: die Torwart-Legende der Löwen (1860 München), des zweiten großen Münchner Vereins
Hans Günter Winkler: die Legende im Springreiten in den 70er-Jahren

Film
Romy Schneider: beliebte Schauspielerin, die in der Rolle der Kaiserin Sissi berühmt wurde und zum internationalen Filmstar avancierte
Maximilian Schell: eine deutsche Schauspiellegende, Oscar-Preisträger
Grace Kelly: machte in Hollywood Karriere und heiratete dann den Fürsten von Monaco; bei einem tragischen Verkehrsunfall kam sie ums Leben
Marlene Dietrich: die deutsche Film-Diva der 30er- und 40er-Jahre

Beim Sammeln der Namen fallen Ihnen bestimmt schon einige Anekdoten oder dramatische Sportmomente ein. Auch das Internet liefert dazu viele Informationen und originelle Geschichten.

Ein Beispiel ist Sepp Maiers Entenjagd. Bei einem Heimspiel der Bayern 1976 verirrte sich eine Ente ins Münchner Olympiastadion. Mit einem spektakulären Hechtsprung versuchte Sepp Maier das verdatterte Federvieh zu fangen... und scheiterte.

Wie wird aus all Ihren Ideen eine Zeitung? Kopieren Sie interessante Bilder und Texte, die Sie im Internet gefunden haben, einfach in ein Textverarbeitungsprogramm. Am besten nehmen Sie für die Bilder jeweils eine ganze Seite. Den Text drucken Sie auf einer weiteren Seite aus.

> Die Anmutung eine Zeitung erhält die Seite, wenn Sie den Text in mehreren Spalten darstellen.

Tipp

Alltägliches

Zu guter Letzt heften Sie die einzelnen Seiten zusammen, sodass tatsächlich eine Art Zeitung steht. Die einfachste Variante hierfür: Heftklammern oder ein Heftstreifen.

Tipp

Geben Sie Ihrer Zeitung einen Namen. Dafür können Sie den Namen Ihrer Heimatzeitung verwenden, oder Sie bauen den Namen des Zeitunglesers in den Titel ein (z. B. Norberts Neueste Nachrichten, Rosemaries Bote).

Ausführung: Geben Sie dem von Ihnen betreuten Menschen seine Zeitung zum Durchblättern und Lesen in die Hand. Sie werden sehen, wie viel Freude es ihm bereitet, sich an die bekannten Gesichter auf den Fotos und an die abgedruckten Geschichten zu erinnern und darüber zu sprechen. Auch das Blättern in der Zeitung ist etwas Vertrautes.

Die Zeitung kann immer wieder ein schöner Zeitvertreib sein. Und Sie selbst können diese Zeit auch einmal nutzen, um anderen Beschäftigungen nachzugehen.

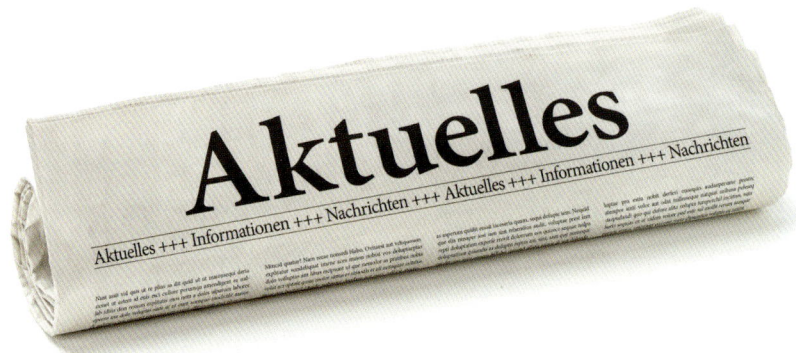

Aktivierung & Gesprächsimpulse

Finden Sie gemeinsam zusammengesetzte Wörter mit „Zeitung-"
Zeitungsverkäufer, Zeitungsrohr, Zeitungskiosk, Zeitungsente …

Finden Sie den „Fremdling"
Welcher Begriff passt nicht zu den anderen?

Fussball, Tischtennis, Federball, Fechten
Lösung: Tischtennis (Alle anderen Sportarten beginnen mit „F".)

Romy Schneider, Marilyn Monroe, Hildegard Knef, Marlene Dietrich
Lösung: Marilyn Monroe. Sie stammte aus den USA, die anderen waren deutsche Stars.

Wenn Männer Zeitung lesen, ist das nicht immer zur Freude der Ehefrau. Eine kurze Geschichte aus der Buchreiche „Die schönsten Sprichwort-Geschichten":

Der Blumenstrauß

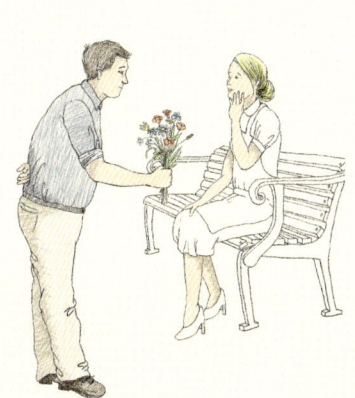

Nach vielen Ehejahren liebten sich Hedwig und Franz noch immer. Die Liebe war nur nicht mehr ganz so knisternd. An die Stelle des Feuers der ersten Jahre war eine warme Glut getreten. An manchen Tagen hatte Hedwig allerdings den Eindruck, dass auch die Glut erloschen sei. Dieser Samstag war ein solcher Tag. Während Hedwig kochte, saß Franz am Küchentisch und las Zeitung. Richtete Hedwig das Wort an ihn, erhielt sie allenfalls ein Grummeln als Antwort. Als Franz selbst beim Essen die Zeitung nicht weglegte, kochte sie innerlich. Dennoch, streiten wollte Hedwig sich auch nicht. Vielmehr erzählte sie Franz, dass sie bei ihrer Base zum Hoffest eingeladen seien. Franz hörte gar nicht zu. Hedwig berichtete noch einmal vom Hoffest, diesmal etwas lauter. Franz hörte halb zu. Immerhin. Doch statt „Base", verstand Franz „Vase" und fragte, was sie denn immer mit ihrer Vase habe. Da platzte Hedwig der Kragen. „Das schlägt dem Fass den Boden aus", rief sie. „Den ganzen Samstag liest du Zeitung. Selbst beim Essen legst du die Zeitung nicht weg. Und hörst mir noch nicht einmal zu. Morgen kannst du im Wirtshaus essen!". Wütend stand sie auf und ging aus der Küche. Mit einem lauten Knall schlug sie die Küchentür zu. Da reagierte auch Franz. Verwundert blickte er auf. Statt weiter zu essen, legte er die Zeitung zusammen und ging in den Garten. Dort pflückte er für Hedwig einen großen Strauß Blumen und hielt dann Ausschau nach seiner Frau. Er fand sie auf der Bank hinter dem Holzschuppen. Mit zerknirschter Miene gab er ihr die Blumen. Da konnte Hedwig nicht mehr sauer auf ihren Franz sein. „Lieben Dank", sagte sie. Trotzdem sollte Franz sich nicht zu sicher sein, sie bereits besänftigt zu haben. Deshalb schob sie in scherzhaft drohendem Ton hinterher:

Eine Schwalbe macht noch keinen Sommer

aus:
Eigener Herd ist Goldes Wert, Die schönsten Sprichwort-Geschichten rund um Haus und Hof, SingLiesel Verlag

Alltägliches

23 Was scheppert da?

Im Alltag sind wir von einer Vielzahl an Geräuschen umgeben, die oft gleichzeitig auftreten. Im Hintergrund läuft das Radio, von draußen nehmen wir den Autoverkehr wahr, vom Nachbartisch „wehen" immer wieder einzelne Gesprächsfetzen zu uns herüber, in der Küche tropft der Wasserhahn – all das nehmen wir nur nebenher wahr.

Hier wollen wir uns einmal ganz bewusst auf den Hörsinn konzentrieren. Einzelne Sinne anzusprechen hilft oft, die Aufmerksamkeit zu steigern. Unterschiedliche Dinge werden in verschließbare Dosen gelegt und dann geschüttelt. Was klingt wie? Mit etwas Fantasie und Konzentration kommt man auf die Lösung.

Material
- mehrere verschließbare Blechdosen, z. B. Kaffeedosen
- Gegenstände aus unterschiedlichen Materialien (etwa Nägel, Knöpfe, Tischtennisbälle, Steine, Sand, Kaffeebohnen)

 ca. 5–10 Minuten
ca. 5 Minuten Vorbereitungszeit

 Budget: 0 €
Einzel- und Gruppenbeschäftigung
auch bei Bettlägerigkeit geeignet

Tipp: Einmal vorbereitet, kann diese Beschäftigung immer wieder eingesetzt werden.

Beschreibung

Vorbereitung: Wählen Sie verschiedene, unterschiedlich beschaffene Gegenstände aus, die Sie in die wiederverschließbaren Dosen füllen, z. B. Sand, Steine, Tischtennisbälle oder Nägel.

Wählen Sie die Gegenstände so aus, dass beim Schütteln ein deutlich hörbares Geräusch entsteht. Das ist gerade für Menschen mit schwachem Gehör wichtig. Die verschiedenen Materialien sollten beim Schütteln möglichst klar unterscheidbar sein: Sand klingt anders als Steine, Nägel klingen anders als Reis.

Das große Beschäftigungs- und Ideen-Buch

Ausführung: Stellen Sie die vorbereiteten Dosen auf den Tisch. Der Erste darf eine Dose auswählen, schütteln und raten, was darin ist. Wenn das Raten schwerfällt, können Sie zur Erleichterung eine Frage stellen: Ist das Kaffee oder Sand? Sind dies Steine oder Nägel? – Anschließend wird in die Dose hineingeschaut, um zu sehen, ob die Lösung richtig war.

Mit kleinen Dosen kann das Spiel auch gut bei Bettlägerigkeit eingesetzt werden.

Tipp

Wenn Sie jeweils zwei Dosen gleichen Inhalts vorbereiten, haben Sie ein tolles Zuordnungsspiel zur Selbstbeschäftigung. Ziel des Spiels ist es, Dosen identischen Inhalts am Klang zu erkennen und aufeinanderzustellen. Das Spiel können Sie dauerhaft stehen lassen und die Dosen immer wieder durcheinanderbringen und von Neuem sortieren lassen.

Varianten & Ergänzungen

Geräusche wecken Erinnerungen. Das Rascheln von Geschenkpapier an Weihnachten, das Pfeifen des Wasserkessels in der Küche, das Knirschen von Schritten auf einem Kiesweg, das Klappern der Hufe im Pferdestall … Erzählen Sie einander davon.

Aktivierung & Gesprächsimpulse

Alltägliches

24 Hut ab! Chapeau!

Hüte zu tragen war früher viel üblicher als heute. Betrachtet man alte Filme aus den 30er- oder auch 50er- und 60er-Jahren, wird einem dies sehr bewusst. Nicht nur Männer, auch Frauen trugen Hüte. Viele ältere Menschen können sich noch an die unterschiedlichsten Hutmodelle erinnern.
Man trug auch andere Kopfbedeckungen: Ein Kopftuch gehörte früher in vielen Gegenden mehr oder weniger zur Alltagskleidung. Pudelmützen sieht man auch heute noch sehr oft. Ein Gespräch darüber weckt viele Erinnerungen.

Material
- verschiedene Hüte, Kopftücher, Mützen

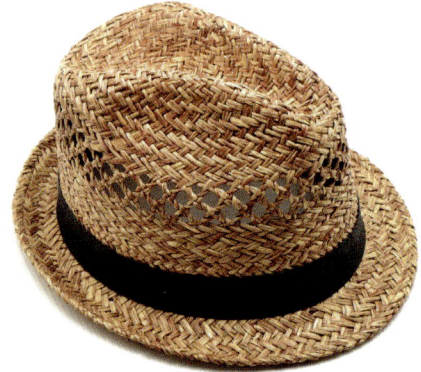

 ca. 10–20 Minuten
(Evtl. fällt ein wenig Vorbereitungszeit für das Sammeln der Kopfbedeckungen an bzw. für das Ausdrucken von Bildmaterial)

 Budget: 0 €
Einzel- und Gruppenbeschäftigung
(auch bei Bettlägerigkeit geeignet)

Beschreibung

Borsalino, Fedora, Homburg – kennen Sie diese Begriffe? Dies waren unterschiedliche Hutmodelle. Baskenmütze, Ballonmütze, Schiebermütze, Prinz-Heinrich-Mütze, alle diese Namen waren früher jedem geläufig.

Vorbereitung: Wenn Sie ein paar Hüte auftreiben können, ist das natürlich am schönsten. Manchmal findet man in einem Haushalt oder in einer Pflegeeinrichtung mehr Kopfbedeckungen, als man denkt. Wenn Sie ein wenig Zeit für die Vorbereitung haben, gehen Sie einfach mal auf den Flohmarkt. Dort können Sie die unterschiedlichsten Modelle für wenig Geld erstehen – vielleicht sogar einen Zylinder.

Im Internet finden Sie zudem viele Bilder von Hüten, die Sie ausdrucken können. Schöner und eindrücklicher ist es natürlich, wenn man die Hüte tatsächlich in Händen hält.

Ausführung: Legen Sie die unterschiedlichen Hüte, Mützen und Kopftücher (oder Bilder davon) offen auf den Tisch. Greifen Sie eine der Kopfbedeckungen heraus und versuchen Sie als Erstes, im gemeinsamen Gespräch auf die passende Bezeichnung zu kommen.

Anschließend fragen Sie, wo oder zu welchen Gelegenheiten welche Kopfbedeckung getragen wurde. Ein Zylinder wird zum Beispiel oft mit Hochzeiten in Verbindung gebracht. Die Baskenmütze erinnert natürlich an Frankreich und die Pudelmütze an den Winter.

Am interessantesten ist es, welche Erfahrungen und Erinnerungen jeder mit den Hüten, Mützen und Tüchern verbindet. Hier kommen oft sehr persönliche Geschichten zutage.

Varianten & Ergänzungen

Zahlreiche Berufsgruppen haben eigene Kopfbedeckungen. Sicher fallen Ihren Gesprächspartnern einige Berufe ein, deren Vertreter einen Hut oder eine Mütze tragen.

Einige Beispiele:
Bauarbeiter – Helm
Koch – Kochmütze
Kapitän – Kapitänsmütze

Aktivierung & Gesprächsimpulse

Ganz einfach und sehr beliebt ist das Lied „Drei Ecken".

Mein Hut, der hat drei Ecken

Mein Hut, der hat drei Ecken,
drei Ecken hat mein Hut.
Und hätt´ er nicht drei Ecken,
so wär er nicht mein Hut!

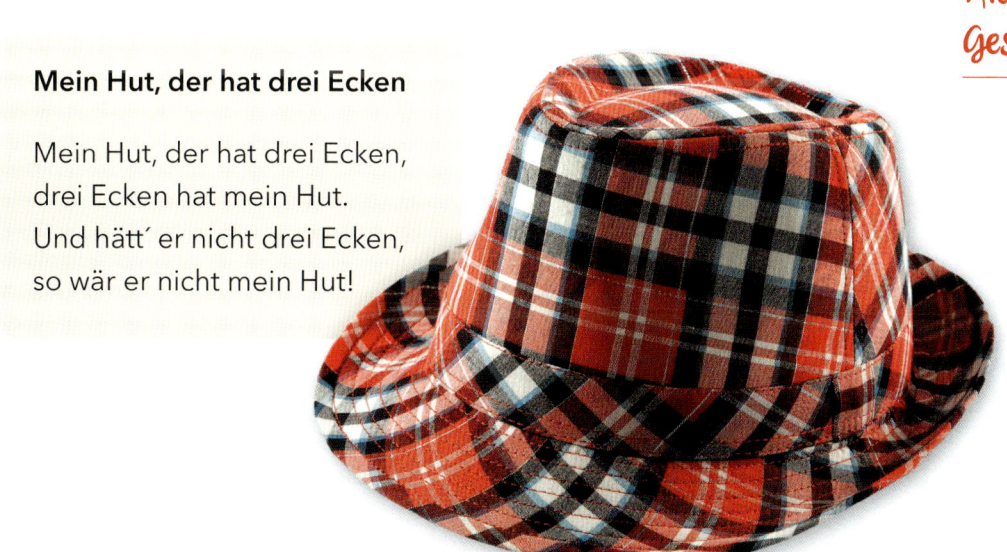

Alltägliches

25 Der Deutschen liebstes Kind ... Das Auto

Borgward, Isetta, NSU, VW Käfer ... Der älteren Generation sind diese Automarken wohl vertraut. Heute sind diese Marken und Modelle auf Oldtimer-Treffen zu bestaunen. In den 50er- und 60er-Jahren waren sie Teil des alltäglichen Straßenbilds. Das Auto war das Symbol des deutschen Wirtschaftswunders – insbesondere der VW Käfer. Bereits 1955 waren eine Million Modelle gebaut worden. Gerade auf Männer üben Autos eine besondere Faszination aus. Bereits als Buben wussten sie alles über PS-Zahlen und Ausstattung der verschiedenen Modelle. Sah man ein besonders teures oder seltenes Modell, berichtete man aufgeregt seinen Freunden davon.

Material
- Bilder von Logos alter Automarken
- Fotos entsprechender Autos

 ca. 5–10 Minuten pro Spielrunde
etwas Vorbereitungszeit für das Ausdrucken der Logos/Fotos

 Budget: 0 €
Einzel- und Gruppenbeschäftigung
gut bei Bettlägerigkeit geeignet

Beschreibung

Vorbereitung: Viele Automarken und -modelle der 50er- und 60er-Jahre gibt es mittlerweile nicht mehr. Dennoch leben sie im Gedächtnis der älteren Generation weiter. Daran knüpfen wir hier an.
Im Internet finden Sie die Logos alter Automarken und Bilder der entsprechenden Autos.

Zu den verschwundenen Automarken zählen unter anderem:

NSU	Hanomag
Borgward	Autobianchi
Horch	DAF
Wartburg	DKW
Trabant	Simca
Karmann	…

Ausführung: Legen Sie die Ausdrucke der Logos und Automodelle gut sichtbar auf den Tisch. Die Teilnehmer sollen nun erkennen, welches Logo zu welchem Auto gehört. Sie werden staunen, wie gut sie darüber Bescheid wissen!

Varianten & Ergänzungen

Auch ohne Logos können Sie an das Wissen über alte Automarken und -modelle anknüpfen:
In der einfachsten Variante überlegen Sie gemeinsam, welche alten Autotypen aus den 50er- und 60er-Jahren Ihnen und Ihren Mitspielern einfallen. Dazu gehören zum Beispiel die BMW Isetta, der Messerschmitt Kabinenroller, das Goggomobil, der „Leukoplastbomber" (Lloyd LP 300), der Borgward Isabella und auch der FIAT 500, der heute sein Comeback feiert.

Aktivierung & Gesprächsimpulse

Wenn es um Autos geht, bedarf es bei Männern zumeist keiner weiteren Motivation, um ins Gespräch zu kommen. Automodelle werden miteinander verglichen, als „Rostlauben" abgetan oder für ihr Leistungsvermögen bewundert. Gerne spricht jeder über sein erstes Auto.
Manchmal hat man den Eindruck, dass die Erinnerung hieran stärker als an die erste Liebe ist …

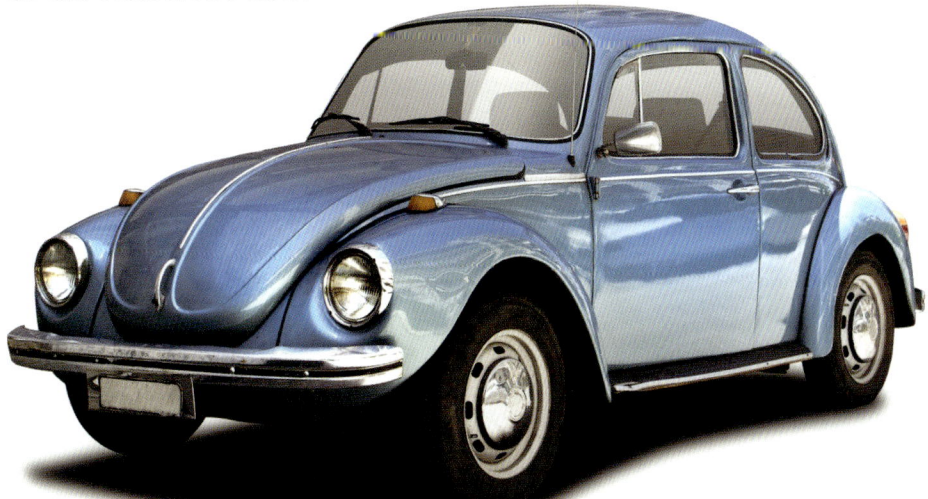

Alltägliches

26 Ordnung ist das halbe Leben

Ordnung ist das halbe Leben … Wer aufräumt, ist nur zu faul zum Suchen … Viele Sprichwörter und Redewendungen handeln vom sogenannten „Ordnungssinn". Darum geht es in diesem Spiel. Wer Ordnung schafft, muss auch sortieren. Das ist jedem vertraut. Aus einem Sammelsurium verschiedener Dinge Gleiches herauszusuchen gelingt leicht und macht Freude.

Varianten für Frauen und Männer

Material
- eine Kiste mit Sortier-Einsätzen (alternativ mehrere kleine Pappschachteln)

für die „Männer-Variante":
- Schrauben und Nägel, die sich in Länge, Durchmesser, Gewinde, Material usw. unterscheiden

für die „Frauen-Variante":
- Knöpfe unterschiedlicher Form, Größe und Farbe und aus den verschiedensten Materialien

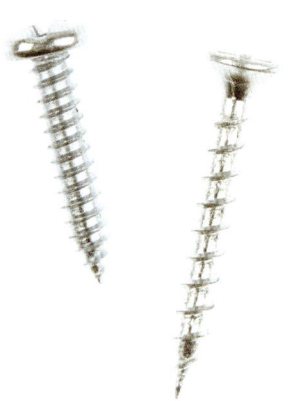

 ca. 5–20 Minuten
ca. 5 Minuten Vorbereitungszeit

 Budget: 0 €
Einzel- und Gruppenbeschäftigung

Beschreibung

Vorbereitung: Eine Kiste voller Schrauben und Nägel, ein Karton voller Knöpfe – das findet sich in fast jedem Haushalt. Je nach Vorliebe stellen Sie daraus eine „Kruschtelkiste" mit Knöpfen oder Eisenwaren zusammen. Die Teile sollten nicht zu klein sein, damit sie gut zu unterschieden und gut zu greifen sind.

Außerdem brauchen Sie einige kleine Pappschachteln für die sortierten Gegenstände. Oder vielleicht finden Sie stattdessen einen alten Werkzeugkasten mit Sortiereinsätzen oder einen alten Nähkoffer.

Tipp

Einmal vorbereitet, können „Kruschtel-" und Sortierkiste immer wieder eingesetzt werden.

Ausführung: Die Aufgabe besteht darin, die Eisenwaren bzw. Knöpfe zu sortieren. Das kann zum Beispiel nach Größe, Form oder Farbe geschehen.

> Machen Sie Ihr „Kruschtelkistchen" nicht zu voll. Die Aufgabe sollte in ca. 10 Minuten zu bewältigen sein. So steht am Ende ein Erfolgserlebnis.

Tipp

Varianten & Ergänzungen

Die fertig sortierten Gegenstände können Sie ganz einfach für eine Variante nutzen, bei der ein „Fremdling" gesucht wird. Falls etwa Schrauben und Nägel in getrennte Schachteln sortiert wurden, nehmen Sie einfach ein oder zwei Schrauben und legen Sie in die Schachtel mit den Nägeln. Diese beiden Fremdlinge sollen jetzt entdeckt werden.

Aktivierung & Gesprächsimpulse

Die „Fremdling"-Variante können Sie natürlich auch mit Worten spielen. Als Themen bieten sich Handarbeiten und Handwerken an.
Zwei Beispiele:

Finden Sie den „Fremdling"

Hammer, Schraube, Zange, Schraubenzieher
Lösung: die Schraube; alle anderen Dinge sind Werkzeuge

Nähen, Häkeln, Sticken, Klöppeln, Kochen
Lösung: Kochen; es zählt nicht zu den Handarbeiten

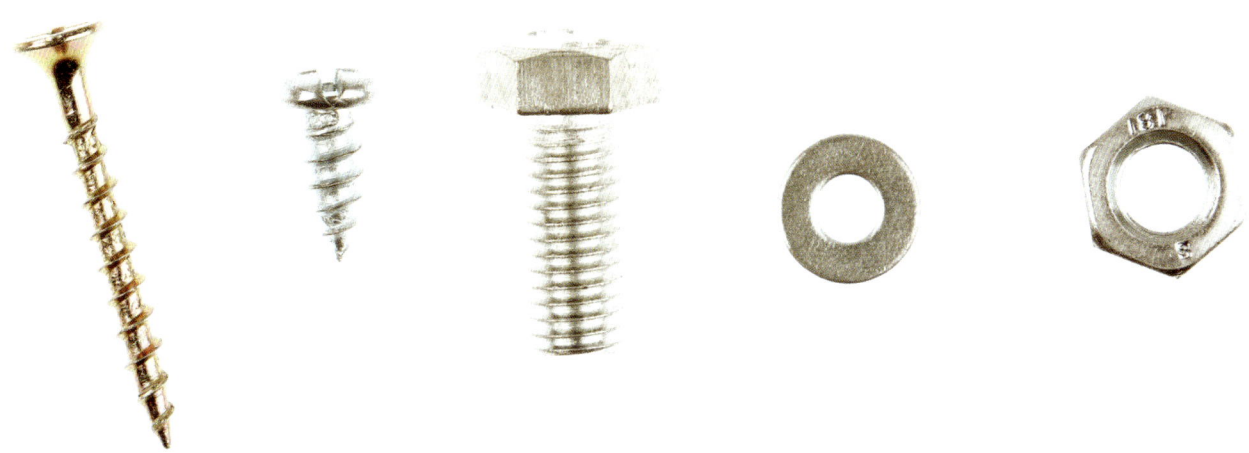

Mannsbilder

„Selbst ist der Mann"

Männer kommen bei Beschäftigung und Pflege mit ihren Themen oftmals zu kurz, das hören wir oft. Wahrscheinlich liegt es daran, dass zum einen mehr Frauen in das hohe Alter kommen, in dem selbständige Beschäftigung nicht mehr möglich ist, und zum anderen mit der Betreuung von demenzkranken Menschen überwiegend Frauen betraut sind. Deshalb haben wir hier einige Ideen speziell für Männer gesammelt.

Wie sang Herbert Grönemeyer vor einigen Jahren: "Männer haben´s schwer, nicht leicht, werden als Kind schon auf Mann geeicht"... mit den folgenden Kapiteln wollen wir dafür sorgen, dass das starke Geschlecht auf keinen Fall zu kurz kommt!

Mannsbilder

27 Männerclub

Ob in einer Pflegeeinrichtung oder im häuslichen Rahmen – die Betreuung wird oft von Frauen übernommen. Viele Beschäftigungsangebote orientieren sich deshalb häufig an Tätigkeiten, die zumeist von Frauen ausgeübt werden. Dazu gehört beispielsweise das Sortieren von Knöpfen oder das Zusammenlegen von Geschirrtüchern.

Bei Männern sind diese Tätigkeiten oft verpönt. Sie sind ihnen einfach fremd. Warum sollten sie sich jetzt mit Knöpfen befassen, wenn sie doch ihr Leben lang eher Hammer und Nägel in die Hand genommen haben?

Deshalb widmen wir uns mit dem Männerclub ganz speziell den Interessen von Männern.

Material
- kein Material erforderlich

für die Variante:
- ein Auto-Quartett

 ca. 45 Minuten

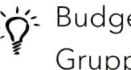 Budget: 0–5 €
Gruppenbeschäftigung

Beschreibung

Wenn es Ihnen möglich ist, gründen Sie am besten einfach einen echten Männerclub. In diesem Kreis können sich Männer treffen, um zum Beispiel gemeinsam Karten zu spielen, sich auszutauschen oder zusammen „typisch männliche" Aktivitäten auferstehen zu lassen.

Es gibt viele Gesprächsthemen für Ihren Männerclub. Falls den Männern tatsächlich einmal nichts einfallen sollte, können Sie Themen aus dem Sport oder rund um das Auto ins Gespräch bringen.

Fußball:
Jeder erinnert sich an vergangene Weltmeisterschaften oder alte Bundestrainer. Mit Fragen wie diesen kommt ein Gespräch leicht in Gang:
Wann wurde Deutschland zum ersten Mal Weltmeister?
Fallen Ihnen noch die Spieler der Mannschaft von 1954 ein?
Wie hieß der damalige Bundestrainer?
Welches ist Ihre Lieblingsmannschaft?
Gab es besondere Erfolge dieser Lieblingsmannschaft?

Das große Beschäftigungs- und Ideen-Buch

Autos
Zum Einstieg bietet sich die Frage nach dem ersten eigenen Auto oder der Lieblingsautomarke an. Eine gute Anregung für Gespräche rund ums Auto bieten Automagazine und Prospekte aus Autohäusern. Beim Betrachten entspinnt sich schnell ein Gespräch.

Militär
Eine prägende Zeit für Männer war oft die Zeit beim Militär. Dies gilt nicht nur für die Kriegsgeneration, sondern auch für spätere Jahrgänge, die nach der Gründung der Bundeswehr 1955 Militärdienst geleistet haben. Viele erzählen gern davon. Manche haben in den Kriegsjahren schreckliche und traurige Dinge erlebt, die dennoch Gesprächsthema sein können.

Berufsleben
Einen großen Teil eines „Männerlebens" nimmt natürlich das Berufsleben ein. Lassen Sie sich Geschichten und Anekdoten aus dem Arbeitsalltag erzählen. Erkundigen Sie sich, welche Tätigkeiten den Arbeitstag gefüllt haben, welche Kollegen und Vorgesetzten mehr und welche weniger gemocht wurden.

Varianten & Ergänzungen

„Auto-Quartett"
Quartett wird bereits seit Jahrzehnten gespielt. Das erste Autoquartett erschien 1952. Im Spielwarenhandel oder im Internet finden sich leicht Quartette mit historischen Fahrzeugen.

Automarken erraten
Versuchen Sie, gemeinsam zu (fast) jedem Buchstaben des Alphabets eine Automarke zu finden. Älteren Menschen fällt dies oft gar nicht schwer, da es früher sehr viel mehr Automarken gab. Historische Automarken wie NSU oder Borgward leben mit diesem Spiel wieder auf.

A – Audi, Alfa Romeo
B – Borgward, BMW
C – Citroen ...

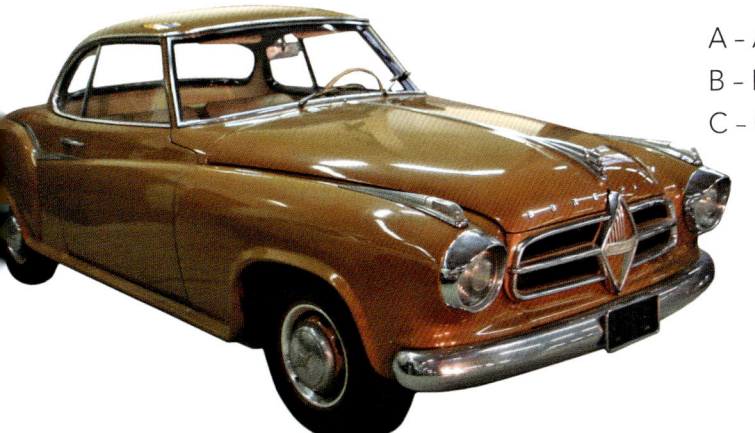

28 Die blaue Mauritius - Münzen oder Briefmarken sammeln

Der „Michel" ist heute kaum mehr jemandem ein Begriff. Vor ein paar Jahrzehnten war das anders. Der „Michel" war das Standardwerk zur Bestimmung des Werts von Briefmarken und die blaue Mauritius gilt auch heute noch als eine der begehrtesten Sammlermarken.

Das Briefmarkensammeln war früher ein sehr beliebtes Männerhobby. Oft wurden viele Abende damit verbracht, die Briefmarken in ein Album zu sortieren. Auf Sammler-Börsen tauschte man sich mit Gleichgesinnten aus und ging auf die „Pirsch" nach seltenen Marken, um eine bestimmte Serie zu komplettieren. Der Umgang mit den Briefmarken gebot besondere Sorgfalt. Nicht eine Zacke durfte umknicken oder abreißen. Die Briefmarken durften nicht mit den Fingern berührt werden, sondern wurden vorsichtig mit der Pinzette in die Laschen des Albums gesteckt. Viele Hobby-Philatelisten tun dies auch im Alter noch sehr gern.

Material
- Briefmarken
- Briefmarkenalbum
- Pinzette
- evtl. ein Schälchen mit Wasser zum Ablösen der Briefmarken

5-50 Minuten
Abhängig von der Freude am Tun kann das Briefmarkensortieren lange fesseln und immer wieder fortgesetzt werden.

Budget: ca. 10-20 € für Album und Briefmarken Einzelbeschäftigung

Beschreibung

Vorbereitung: In der älteren Generation wird sich unter den Männern kaum jemand finden, der nicht zumindest als Bub Briefmarken gesammelt hätte. Da das Geld für die wertvollen, postfrischen Marken oft fehlte, wurden die Marken im Wasserbad vorsichtig von den Briefumschlägen gelöst, auf Löschpapier getrocknet und anschließend ins Album einsortiert. Einsteckalben erhalten Sie heute immer noch in den meisten Schreibwarengeschäften. Abgestempelte Briefmarken aus aller Welt gibt es preiswert z. B. in Kaufhäusern oder im Internet.

Ausführung: Legen Sie Einsteckalbum, Briefmarken und Pinzette bereit und fordern Sie dann dazu auf, die Briefmarken einzusortieren. Dabei können Sie ein bestimmtes System vorgeben, beispielsweise eine Sortierung nach Ländern. Oftmals ist jedoch keine Vorgabe nötig. Der passionierte Sammler findet sein eigenes System.

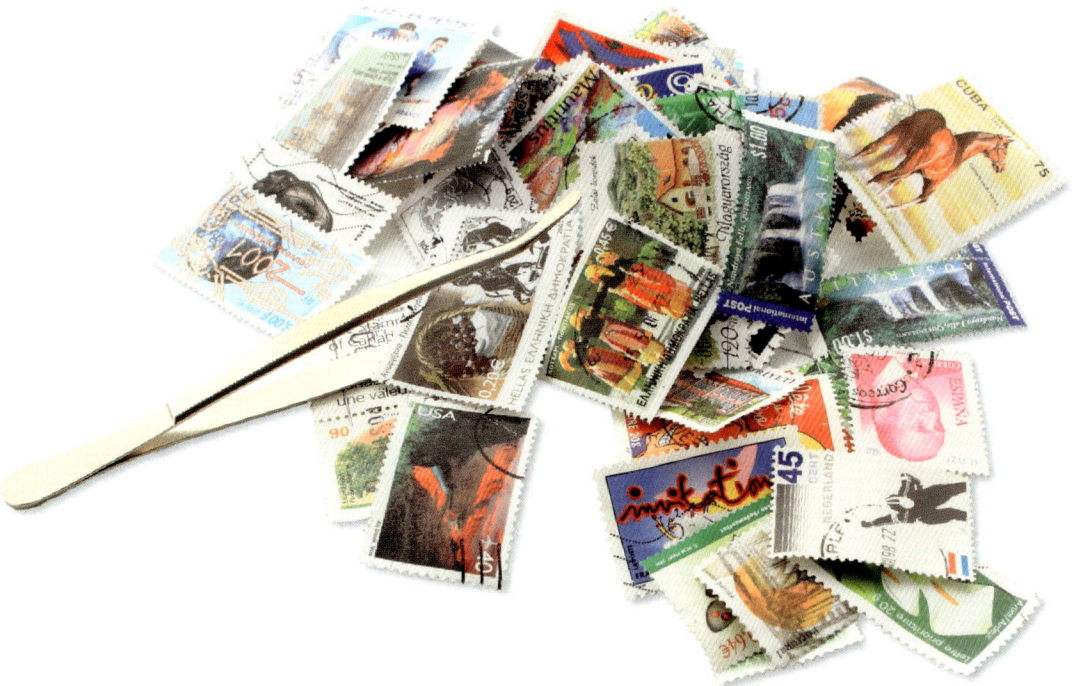

Tipp

Das Briefmarken-Album eignet sich dauerhaft zur Beschäftigung. Es kann immer griffbereit bleiben, um weitere Marken einzusortieren. Oft fesselt das Betrachten und Sortieren über einen langen Zeitraum.

Das Briefmarkensammeln bietet viele Möglichkeiten für einen Gesprächseinstieg. Das können beispielsweise Fragen nach den abgebildeten Motiven oder nach den Herkunftsländern sein oder auch nach anderen Sammelleidenschaften.

Aktivierung & Gesprächsimpulse

29 Bierdeckel-Puzzle

Ein echtes Spiel für Männer, das an Stammtisch-Abende erinnert. Eine gute Zeit für dieses Spiel ist der Herbst. Traditionell finden zu dieser Jahreszeit viele Volksfeste statt. Das bekannteste Volksfest ist das Oktoberfest in München.

Material
- zahlreiche verschiedene einseitig bedruckte Bierdeckel, die möglichst doppelt vorhanden sein sollten
- ein Teppichmesser oder eine sehr scharfe Schere

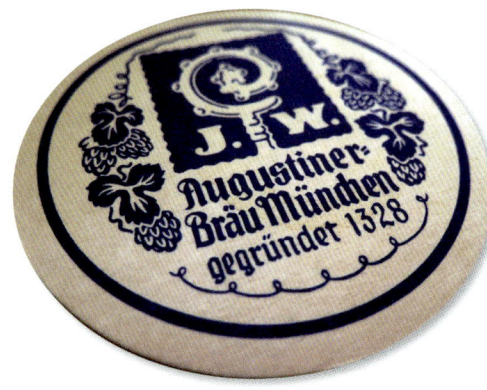

 ca. 20–30 Minuten
ca. 5 Minuten Vorbereitungszeit für das Zerschneiden der Bierdeckel. Diese Tätigkeit kann gut gemeinsam ausgeführt werden.

 Budget: 0 €
Einzel- und Gruppenbeschäftigung
Beste Jahreszeit: Herbst

Beschreibung

Vorbereitung: Vom Bierdeckel-Sammeln einmal abgesehen, ist der Vorbereitungsaufwand gering. Zerschneiden Sie (auf Wunsch gemeinsam mit den Mitspielern) jeweils ein Exemplar der Bierdeckel-Paare in sechs Puzzle-Teile.

Ausführung: Zu Beginn des Spiels vermischen Sie die Puzzle-Teile auf dem Tisch. (Am besten fangen Sie zunächst mit zwei verschiedenen Bierdeckeln an und steigern die Zahl mit jeder Spielrunde). Jetzt versuchen die Spieler, die Bierdeckel aus den einzelnen Teilen wieder zusammenzusetzen.

Tipp

Damit das Zusammensetzen der Bierdeckel leichter fällt, können Sie den Mitspielern den identischen, unzerschnittenen Bierdeckel als Vorlage geben. Die Teile des zerschnittenen Bierdeckels können darauf an der richtigen Stelle angeordnet werden.

Sie können den Schwierigkeitsgrad senken, indem Sie die Bierdeckel in nur vier Teile zerschneiden. Sie können die Anforderung aber auch steigern, indem Sie die Puzzle-Teile verdeckt auf den Tisch legen. Jeder Spieler deckt ein beliebiges Teil auf und ordnet es zu.

Varianten & Ergänzungen

Eine Variante, die das Puzzle und den Gedanken von Memo-Spielen miteinander kombiniert:
Voraussetzung sind mindestens zwei Spieler. Jeder Spieler nimmt sich ein bis drei unzerschnittene Bierdeckel. Die Puzzle-Teile (aus den entsprechenden identischen Gegenstücken) liegen auch bei dieser Variante umgedreht auf dem Tisch. Jetzt kann sich der erste Spieler ein Teil nehmen. Passt es zu seiner Vorlage, kann er es zuordnen und weitermachen. Passt es nicht, legt er es zurück, und der nächste Spieler ist dran. Gewinner ist, wer als Erster sein Bierdeckel-Puzzle komplett hat.

Beim Thema Stammtisch und Volksfeste fällt der Gesprächseinstieg nicht schwer: Welche Biersorten kennen Sie? (Pils, Export, Weizen, Kölsch, Alt …)
Sind Sie früher regelmäßig zum Stammtisch gegangen?
Sind Sie gerne zu Volksfesten gegangen?
Welche Volksfeste fallen Ihnen ein? (Oktoberfest, Cannstatter Wasen, Hamburger Dom, Deutsch-Französisches Volksfest in Berlin …)

Aktivierung & Gesprächsimpulse

Tipp

Ein älterer Herr erzählt:
„Einmal im Monat besuche ich meinen Freund Karl im Pflegeheim. Ich lass ihn nicht im Stich, auch wenn die Besuche manchmal schwierig sind, weil er nicht mehr viel spricht und mitunter fast abweisend ist. Neulich hatte ich mal, mehr oder weniger zufällig, einen Bierdeckel von Paulaner dabei. Über den hat er sich sichtbar gefreut, ja, er wollte ihn gar nicht mehr hergeben, spielte immerzu damit herum! Ich glaube, in dem Moment ist ihm dieselbe Erinnerung gekommen wie auch mir: Vor 25 Jahren waren wir einmal zusammen auf dem Oktoberfest in München gewesen, das war ein tolles Wochenende, von dem wir noch lange und oft geredet haben.
Jetzt versuche ich, ihm bei jedem Besuch einen Bierdeckel von den Brauereien mitzubringen, die auf dem Oktoberfest ein Zelt haben. Wir haben sozusagen eine Sammlung zusammen angefangen. Und jedes Mal lacht der Karl, wenn ich versuche, den berühmten Löwen nachzumachen, der auf dem Dach des Löwenbräu-Zelts sitzt, alle zehn Minuten sein ‚Lö-wen-bräu!' schmettert und sich dabei über den Bauch streicht!"

Mannsbilder

30 Heimwerker-Kiste

„Geht nicht, gibt's nicht." Der alte Werbeslogan einer Baumarktkette galt früher noch mehr als heute. Denn Heimwerken war eine Selbstverständlichkeit – und nicht nur ein Hobby wie in der heutigen Zeit. In jedem Haushalt befand sich ein Werkzeugkasten oder ein Werkzeugschrank und nicht selten auch eine Werkbank.

Material
- Werkzeug
- Nägel
- Schrauben
- Leim
- Holzbretter
- ein Werkzeugkasten oder eine einfache Holzkiste

für die Variante:
- eine kleine Schachtel

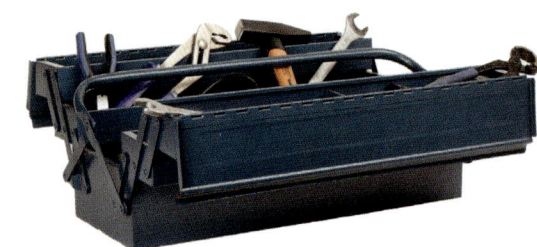

 ca. 10–50 Minuten

 Budget: In den meisten Haushalten und Pflegeeinrichtungen sind alle Materialien vorhanden. Sonst ca. 5–15 €. Einzelbeschäftigung

Beschreibung

Vorbereitung: Stellen Sie aus Ihren Beständen einige Holzbretter, Werkzeug, ein Döschen mit Schrauben, Nägeln etc. zusammen. Ein alter Werkzeugkasten findet sich oft im Keller. Sonst tut es auch eine einfache Holzkiste. Füllen Sie die Heimwerker-Kiste mit den gefundenen Utensilien.

Ausführung: Die Bretter können dann nach Herzenslust bearbeitet werden: Nägel einschlagen, Nägel mit der Zange herausziehen, Schrauben eindrehen, wieder herausdrehen, eine Kante feilen …

Varianten & Ergänzungen

„Kruschtelkiste":
Manchmal ist es älteren Menschen nicht mehr möglich, Werkzeuge zu benutzen und Bretter zu bearbeiten. Dann stellen Sie eine kleine Kiste mit Schrauben, Nägeln, Haken, Muttern, Unterlegscheiben und anderen Kleineisenwaren zusammen, in der gekruschtelt und gekramt werden kann. Bitten Sie Ihr Gegenüber, das Durcheinander in der Kiste zu sortieren oder z. B. alle Schrauben herauszusuchen. Dafür können Sie eine kleine Schachtel bereithalten.

Die Beschäftigung mit der Heimwerkerkiste bindet oft die volle Aufmerksamkeit. Weitere Impulse sind meist nicht erforderlich.

Aktivierung & Gesprächsimpulse

Tipp

Die Heimwerker-Kiste kann eine tolle Selbst-Beschäftigung für ältere Menschen sein, die Ihnen Raum gibt, andere Dinge zu erledigen.

Natürlich haben auch Frauen handwerkliches Geschick. Hierzu eine kurze Geschichte aus der Buchreihe „Die schönsten Sprichwort-Geschichten".

Die Waschmaschine

Hedwig stand ratlos vor der Waschmaschine. Soeben hatte es einen lauten Knall getan und die Maschine war mit einem letzten Knirschen stehen geblieben.
Hedwig betätigte immer wieder den Schalter. Es tat sich nichts. Die Maschine stand still. Guter Rat war nun teuer. In der Waschmaschine waren sämtliche weiße Hemden ihres Mannes. Und ohne weißes Hemd konnte Franz doch nicht zum Auftritt des Gesangsvereins! Monatelang hatten sie auf die Waschmaschine gespart. Franz hatte immer wieder daran gezweifelt, ob eine Waschmaschine wirklich nötig sei. Doch Hedwig hatte sich durchgesetzt. Jetzt stand das gute und teure Stück in der Waschküche und drehte sich nicht.
Hedwig überlegte, ob sie einen Techniker anrufen sollte. Dafür müsste sie aber zu ihrer Nachbarin gehen, Frau Maier, die ein Telefon besaß. Leider war Frau Maier um diese Zeit wie jeden Tag mit ihrem Dackel Gassi. Es musste also eine andere Lösung her. Hedwig entschied sich kurzerhand, zu versuchen, den Schaden selbst zu beheben. Sie nahm die nasse, schwere Wäsche aus der Maschine und begutachtete die Trommel.
Da sah sie es. In einem der Löcher steckte ein Bleistift, den Franz offensichtlich in der Brusttasche eines Hemdes vergessen hatte. Schnell holte sie die Werkzeugkiste ihres Mannes, entfernte mit Hammer und Zange den festsitzenden Bleistift und bog geschickt ein Blech gerade. Auch ohne Mann und Techniker, dafür aber mit dem richtigen Werkzeug, hatte sie so nach einiger Zeit den Schaden behoben.

Die Axt im Haus ersetzt den Zimmermann

aus:
Eigener Herd ist Goldes Wert, Die schönsten Sprichwort-Geschichten rund um Haus und Hof, SingLiesel Verlag

Arbeit & Beruf

„Arbeit, die getan, sieht man ruhig an"

Die Tätigkeiten des Arbeitslebens, die die meisten Menschen über Jahrzehnte hin ausüben, leben meistens auch in Ruhestand und Alter noch fort. Die Selbstverständlichkeit, mit der z.B. Papiere abgeheftet, Dokumente gestempelt oder Abkürzungen wie MfG gebraucht wurden, kann man sich bei der Frage „was machen wir heute?" leicht zunutze machen. So viele Jahre Berufsleben verdienen auf jeden Fall unsere Bewunderung!

Arbeit & Beruf

31 Im Büro

Heute wird ein Brief in einem Textverarbeitungsprogramm geschrieben, per E-Mail verschickt und anschließend mit einem Mausklick in einem Ordner abgelegt. Das war früher anders. Das Verfassen, Bearbeiten, Weiterleiten, Ablegen von Briefen, Dokumenten und Aufträgen nahm einen Gutteil der Arbeitszeit ein. Briefe wurden diktiert, abgetippt, unterschrieben, in ein Briefkuvert gesteckt, zur Poststelle gebracht und frankiert. Ein Durchschlag des Briefes wurde in einem Leitz-Ordner abgelegt. Diese Tätigkeiten sind älteren Menschen noch sehr geläufig, und viele beschäftigen sich gern damit.

Material
- Schreibpapier
- Kuverts
- Bleistifte, Füller, Kugelschreiber
- Locher
- Schnellhefter
- Stempel
- Notizzettel
- Unterschriftenmappe
- evtl. eine alte Schreibmaschine

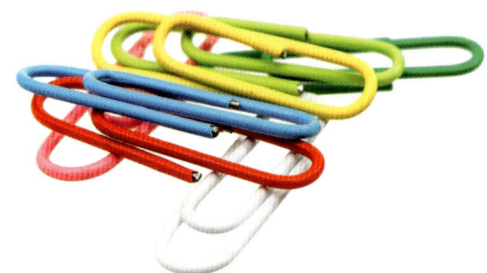

 ca. 10–40 Minuten

 Budget: In den meisten Haushalten und Pflegeeinrichtungen sind alle Materialien vorhanden. Sonst ca. 5–15 €. Einzelbeschäftigung

Beschreibung

Der Beruf hatte früher oft einen höheren Stellenwert als heute. Wir sprechen heute von Work-Life-Balance, definieren uns oft über unsere Freizeitaktivitäten, gehen zum Yoga oder ins Fitness-Studio. In den 50ern sah die Welt anders aus. Die Arbeit füllte einen Großteil der Lebenszeit. Die Wochenarbeitszeit lag bei 48 Stunden, Samstag war Arbeitstag. 1956 startete der Deutsche Gewerkschaftsbund die Kampagne „Samstags gehört Vati mir": Die 5-Tage-Woche kam ins Gespräch.

Das große Beschäftigungs- und Ideen-Buch

Tipp

Die Idee, frühere Tätigkeiten aus dem Büro in den „Senioren"-Alltag zu übernehmen, entstand aus einer Begegnung mit einer jungen Frau, die oft eine Unterschriftenmappe dabei hatte, wenn sie ihren Vater besuchte. Früher wurde ihm täglich eine Unterschriftenmappe vorgelegt. Das Fortsetzen dieser Tradition gab ihm das Gefühl, etwas Vertrautes und Sinnvolles zu tun. Für ihn zählte dies zu den schönsten Momenten der Woche.

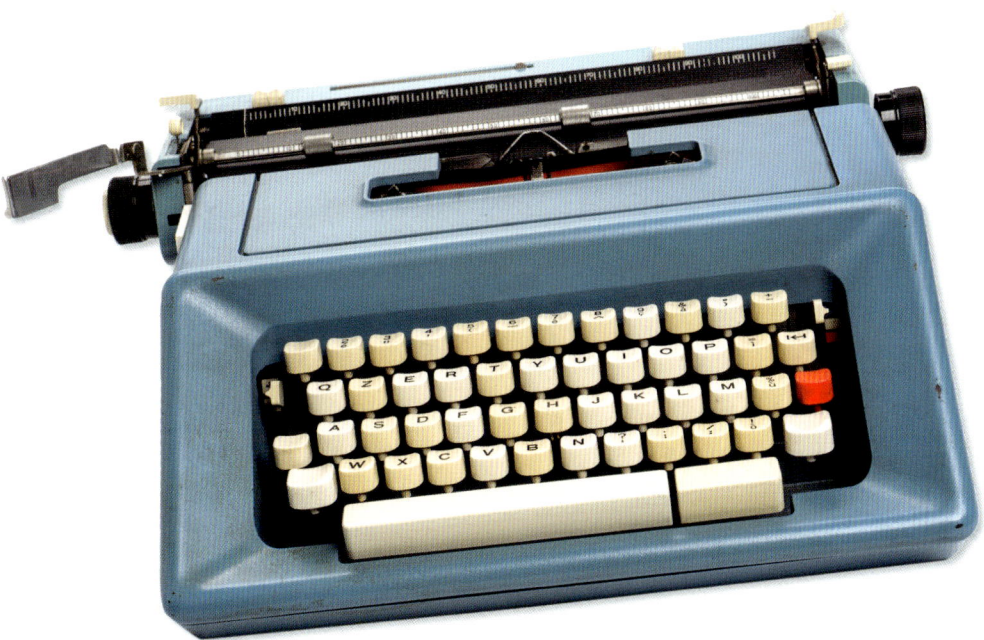

„Spielen" Sie mit Ihrem Angehörigen oder der von Ihnen betreuten Person doch einfach einmal Büro. Die Ausstattung haben Sie schnell beisammen: ein paar Blätter Papier oder ein paar alte Rechnungen, Briefumschläge, Büroklammern, Schere, Hefter, vielleicht eine Unterschriftenmappe, eine alte Schreibmaschine oder was Ihnen sonst noch in die Hände fällt.

Tipp

Natürlich ist dieser Beschäftigungsvorschlag nicht nur für „Büromenschen" geeignet. Auch wer früher im Handwerk tätig war, hat zumindest zu Hause seine Papiere und Rechnungen bearbeitet, sortiert und abgelegt oder für die Steuererklärung vorbereitet.

Arbeit & Beruf

Es gibt unzählige Möglichkeiten, diese Beschäftigungsidee in den Alltag zu integrieren. Hier einige Vorschläge zur Anregung.

Nutzen Sie gegebene Anlässe: beispielsweise Geburtstage, Feiertage oder Feste. Regen Sie den von Ihnen betreuten Menschen dazu an, auf einer Schreibmaschine Einladungen zu tippen, sie im Anschluss zu kuvertieren und zu adressieren oder Adressaufkleber aufzukleben.

Oder Sie bereiten eine Unterschriftenmappe mit Einladungen oder Geburtstagswünschen vor, die unterschrieben werden sollen.

Nehmen Sie einen Stapel alter Rechnungen, die Sie z. B. nach Absender und Datum sortieren lassen. Anschließend werden die Rechnungen gelocht und in einem Schnellhefter abgelegt.

Falls Sie ein paar Stempel und ein Stempelkissen finden, können damit Briefe oder Kuverts gestempelt werden.

Aktivierung & Gesprächsimpulse

Erkundigen Sie sich nach der früheren Tätigkeit. Wie sah der Arbeitsalltag aus? Was waren die wesentlichen Inhalte? Daraus lassen sich viele weitere Fragen ableiten – bei Sekretärinnen z. B. die Frage, ob sie stenografieren konnten. „Steno" ist eine heute schon fast in Vergessenheit geratene Kurzschrift. Im Gespräch werden Ihnen viele Fragen einfallen.

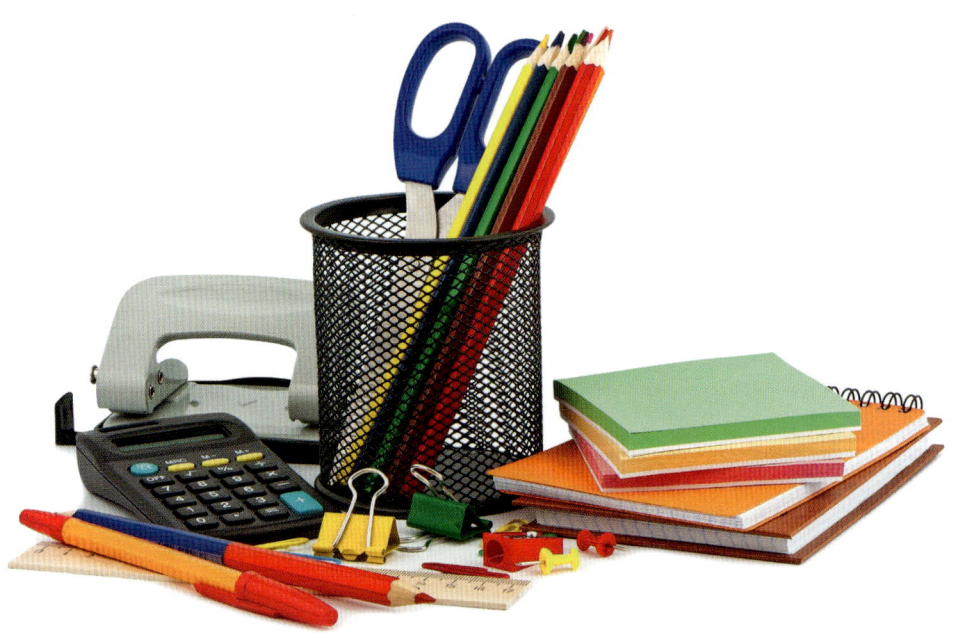

Zum Abschluss eignet sich eine Vorlese-Geschichte aus unserer Buchreihe „Die schönsten Sprichwort-Geschichten".

Das neue Geschäft

Franz saß bekümmert in seiner Schneider-Werkstatt. Kein Bimmeln der Ladenglocke, keine Kunden. Es war still.
Vor Kurzem hatte in der Nachbarschaft ein Modegeschäft eröffnet. Seitdem war es in der kleinen Schneiderei ruhig geworden. Ab und zu kam noch ein Stammkunde vorbei. Und sein treuester Kunde, der Fleischfabrikant Huber, brauchte zwar immer größere Hemden für seinen dicken Bauch, aber auch nicht mehr als ein paar Hemden pro Saison.
„Manchmal frage ich mich, wie es weitergehen soll", sagte Franz abends zu seiner Frau. „Alle Welt kauft heute Anzüge von der Stange, egal ob sie richtig passen oder nicht."
Da hatte Hedwig die rettende Idee. „Früher oder später werden deine Kunden zu dir zurückkehren", sagte sie tröstend zu ihrem Mann. „Bis dahin bieten wir einfach einen Änderungsservice an."
Franz' Miene hellte sich auf. Am nächsten Tag ging Hedwig zu dem Modegeschäft. Sie schlug dem Inhaber vor, seinen Kunden einen Änderungsservice anzubieten und die Arbeiten von Franz ausführen zu lassen. Der Inhaber nahm den Vorschlag sofort an. Er war sicher, so noch mehr Anzüge verkaufen zu können. Damit waren zwei Fliegen mit einer Klappe geschlagen.
In den nächsten Tagen füllte sich das Auftragsbuch der kleinen Schneiderei. Franz und sein Geselle kamen kaum mit der Arbeit nach.
Als Franz seiner Frau beim Abendbrot davon erzählte, sagte sie: Siehst du, Franz:

Klappern gehört zum Handwerk

aus:
Es ist noch kein Meister vom Himmel gefallen, Die schönsten Sprichwort-Geschichten rund um Tagwerk und Arbeit, SingLiesel Verlag

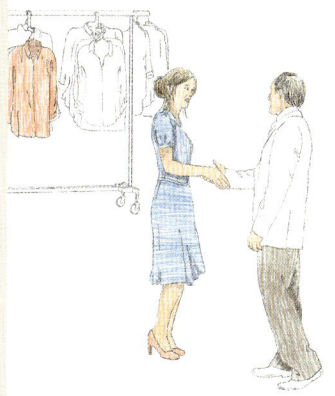

Arbeit & Beruf

32 Maler, Bäcker, Maurer, Zimmermann ...

... mit jedem dieser Berufe sind bestimmte Materialien und Werkzeuge verknüpft. Überlegen Sie gemeinsam, welcher Handwerker welches Handwerkszeug benötigt.

Material
- Papier und Stift
- evtl. ein wenig „Handwerkszeug" und einige Küchenutensilien, die Sie im Haushalt finden

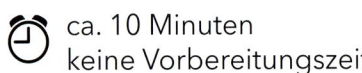
ca. 10 Minuten
keine Vorbereitungszeit

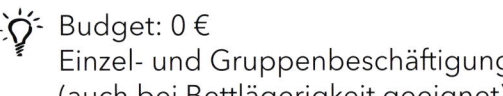
Budget: 0 €
Einzel- und Gruppenbeschäftigung
(auch bei Bettlägerigkeit geeignet)

Beschreibung

Was braucht der Maler, Bäcker, Schreiner, Gärtner? Nicht jedem fällt gleich etwas ein. Dann helfen Sie einfach ein wenig und stellen konkrete Fragen. Oder zeichnen Sie die Gegenstände auf ein Blatt Papier. Aus vorhandenen Handwerks- oder Küchenutensilien können Ihre Mitspieler passende Dinge aussuchen.

Bleiben wir beim Bäcker. Was braucht er, um Brot zu backen? Sie werden erstaunt sein, wie viele Dinge Ihnen gemeinsam in den Sinn kommen – zum Beispiel Mehl, Salz, Hefe, Backofen, Schieber, Rührschüssel, Knethaken, früher auch Holz zum Anheizen des Ofens ....

Zu anderen Handwerksberufen fallen Ihnen zusammen sicher ebenso leicht verschiedene Materialien und Werkzeuge ein:
- Der Maurer benötigt eine Kelle, Zement, Mörtel, Steine, ein Metermaß ...

Das große Beschäftigungs- und Ideen-Buch

- Der Zimmermann benötigt Holz, Bretter, Hammer, Nägel …
- Der Koch verwendet Töpfe, Pfannen, einen Herd, verschiedene Lebensmittel und Gewürze …

Wenn Sie das Gesammelte aufschreiben oder -malen, wird der Erfolg gut sichtbar festgehalten!

Farben und Berufe
Einige Berufe sind mit bestimmten Farben verbunden. Überlegen Sie gemeinsam, welche Berufe ihnen zu bestimmten Farben einfallen.
Zum Beispiel: Schwarz – Schornsteinfeger, Weiß – Maler, Grün - Jäger

Zum Abschluss bietet sich das bekannte Handwerker-Lied an.

Varianten & Ergänzungen

Aktivierung & Gesprächsimpulse

Wer will fleißige Handwerker sehn

Wer will fleißige Handwerker sehn,
der muß zu uns Kindern gehn.
Stein auf Stein, Stein auf Stein,
das Häuschen wird bald fertig sein.

Wer will fleissige Handwerker sehn,
der muss zu uns Kindern gehn!
O wie fein, o wie fein,
der Glaser setzt die Scheiben ein.

Wer will fleißige Handwerker sehn,
der muss zu uns Kindern gehn!
Tauchet ein, tauchet ein,
der Maler streicht die Wände fein.

Wer will fleißige Handwerker sehn,
der muss zu uns Kindern gehn!
Zisch, zisch, zisch; Zisch, zisch, zisch,
der Tischler hobelt glatt den Tisch.

Wer will fleißige Handwerker sehn,
der muss zu uns Kindern gehn!
Poch, poch, poch; Poch, poch, poch,
der Schuster schustert zu das Loch.

Wer will fleißige Handwerker sehn,
der muss zu uns Kindern gehn!
Stich, stich, stich; Stich, stich, stich,
der Schneider näht ein Kleid für mich.

Wer will fleißige Handwerker sehn,
der muss zu uns Kindern gehn!
Rühre ein, rühre ein,
der Kuchen wird bald fertig sein.

Wer will fleißige Handwerker sehn,
der muss zu uns Kindern gehn!
Trapp, trapp, drein, trapp, trapp, drein,
jetzt gehn wir von der Arbeit heim.

Wer will fleißige Handwerker sehn,
der muss zu uns Kindern gehn!
Hopp, hopp, hopp; Hopp, hopp, hopp,
jetzt tanzen alle im Galopp.

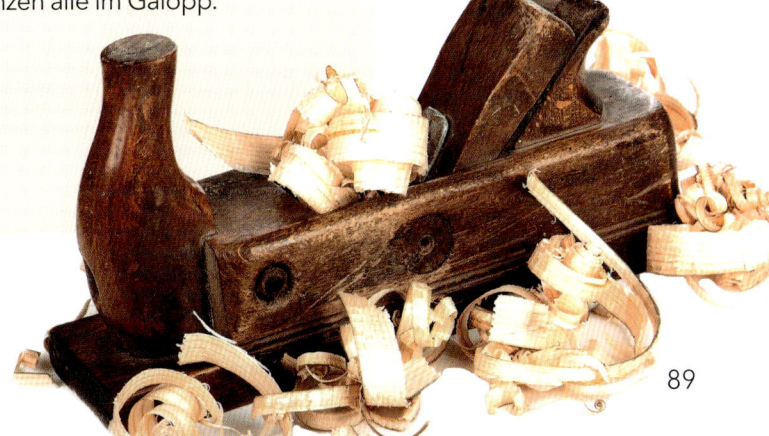

Arbeit & Beruf

33 Berufe raten

Das Spiel „Maler, Bäcker, Maurer, Zimmermann ..." kann auch in umgekehrter Reihenfolge gespielt werden. Ziel ist, anhand eines typischen Werkzeugs, Materials oder Kleidungsstücks das Handwerk zu erraten. Den Ofen braucht der ...? Den Pinsel braucht der ...?

Material
- Papier
- Schere
- Stift

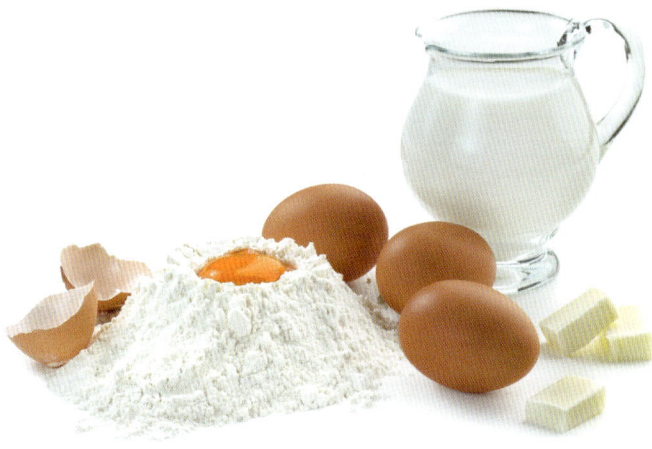

 10 Minuten
0–30 Minuten Vorbereitungszeit

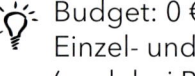 Budget: 0 €
Einzel- und Gruppenbeschäftigung
(auch bei Bettlägerigkeit geeignet)

Beschreibung

Sie können das Spiel entweder „auf Zuruf" spielen oder Wort- bzw. Bildkärtchen dazu vorbereiten. Die zweite Version fällt oft leichter, benötigt aber etwas Vorbereitung.

Vorbereitung: Schneiden Sie Papierkärtchen zu und schreiben Sie die Namen von Handwerksberufen, passenden Werkzeugen und Materialien darauf – einen Begriff pro Kärtchen.
Noch schöner und oft auch einfacher ist es, mit Abbildungen zu arbeiten. Einfache Gegenstände können Sie selbst zeichnen: zum Beispiel eine Maurerkelle für den Maurer, einen Pinsel für den Maler, Schere, Nadel und Faden für den Schneider, eine Kochmütze für den Koch, einen Zylinder für den Schornsteinfeger ...

Ausführung: In der schnellsten Version spielen Sie das Spiel aus dem „Gedächtnis". Sie nennen ein typisches Werkzeug oder Kleidungsstück, ihre Mitspieler erraten den passenden Beruf.

Wenn Sie zusätzlich die vorbereiteten Wort- oder Bildkarten einsetzen, erleichtert das die Zuordnung.

Legen Sie die Karten mit den Berufen aufgedeckt auf den Tisch. Die Karten mit den typischen Gegenständen bilden einen verdeckten Stapel. Wer an der Reihe ist, darf eine Karte vom Stapel nehmen und sie einem der Berufe zuordnen.

Varianten & Ergänzungen

Erinnern Sie sich noch an die Quiz-Sendung „Was bin ich?" mit Robert Lembke? Bei diesem „heiteren Beruferaten" musste ein Kandidatenteam durch geschickte Fragen den Beruf der Studiogäste erraten. Die Gäste durften auf die Fragen nur mit „Ja" oder „Nein" antworten.

Dieses Spiel lässt sich ganz einfach in den Alltag integrieren. Ein Mitspieler denkt sich einen Beruf. Die anderen stellen ihm abwechselnd eine Frage zu seiner Tätigkeit. Er darf nur mit Ja oder Nein antworten. Derjenige, der den Beruf zuerst errät, gewinnt die Runde.

Wurde der Beruf nach zehn Fragen nicht erraten, kann man die Runde beenden und das Rätsel auflösen.

Übrigens, wissen Sie noch, wer die bekanntesten Mitglieder des Rateteams von Robert Lembke waren? Marianne Koch, Hans Sachs, Annette von Aretin, Guido Baumann. Weit über 300 Folgen dieser beliebten Sendung wurden ausgestrahlt.

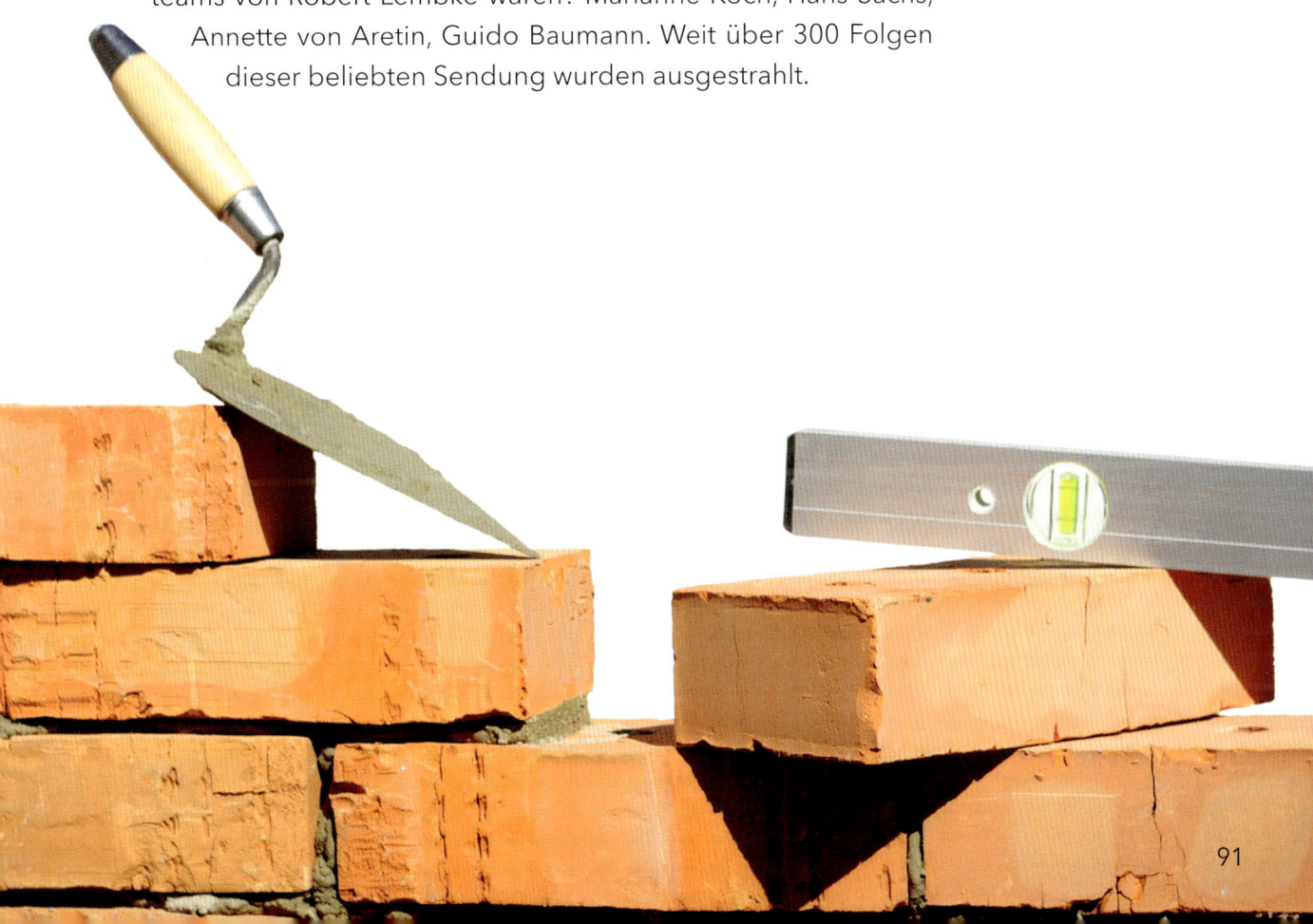

Arbeit & Beruf

34 MfG, DIN, TÜV… Abkürzungen

Im (Berufs-)Alltag begegnen uns ständig Abkürzungen. DIN, TÜV, GmbH … Die Liste lässt sich beliebig verlängern. Jeder kennt sie. Und wofür steht welche Abkürzung? Welche Bedeutung hat sie?

Material
- ein Blatt Papier
- Stift

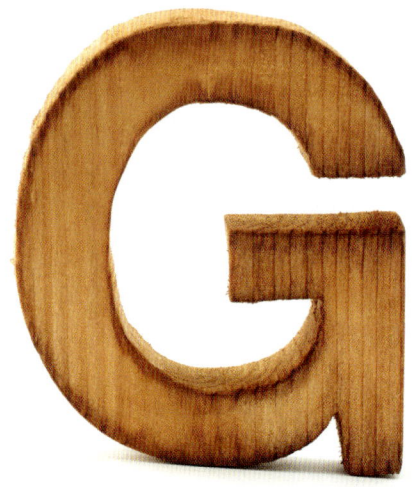

 ca. 10–15 Minuten pro Spielrunde

 Budget: 0 €
Gruppenbeschäftigung
(Als Einzelbeschäftigung geeignet, wenn Sie eine Liste mit Abkürzungen vorbereiten.)

Beschreibung

Grundlage des Spiels bildet eine Liste mit Abkürzungen. Sie können sie entweder selbst vorbereiten oder zusammen mit ihren Mitspielern erstellen. Unterteilen Sie ein Blatt Papier in zwei Spalten. In die erste Spalte tragen Sie die gefundenen Abkürzungen ein, die zweite Spalte lassen Sie leer. Hier werden später die Bedeutungen eingetragen.

Hier einige Anregungen:

Ufo: unbekanntes Flugobjekt
Azubi: Auszubildender
DIN: Deutsche Industrienorm
TÜV: Technischer Überwachungsverein
Kfz: Kraftfahrzeug
LKW: Lastkraftwagen
GmbH: Gesellschaft mit beschränkter Haftung
StVO: Straßenverkehrsordnung
WM: Weltmeisterschaft
EU: Europäische Union
MfG: Mit freundlichen Grüßen

Nicht ganz einfach, aber sehr reizvoll: Versuchen Sie, für jeden Buchstaben des Alphabets eine Abkürzung zu finden. Beispielsweise:

Varianten & Ergänzungen

ALG – Arbeitslosengeld
BMW – Bayerische Motorenwerke
CDU – Christlich Demokratische Union
DLRG – Deutsche Lebensrettungsgesellschaft
EU – Europäische Union
GmbH – Gesellschaft mit beschränkter Haftung

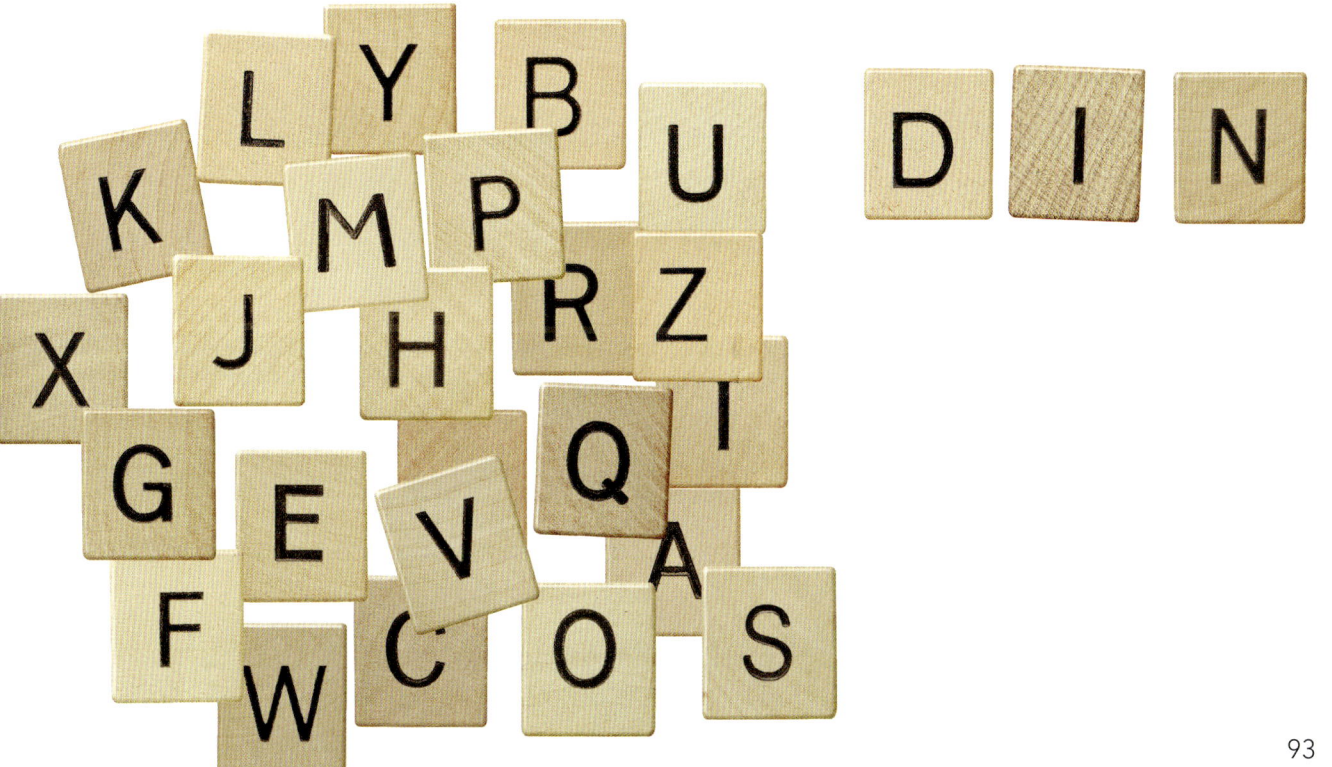

Ferienzeit

„Reisende soll man nicht aufhalten"

„Mein schönstes Ferienerlebnis" – fast jedes Kind muss in der Schule einen solchen Aufsatz schreiben. Aber nicht nur in der Kinderzeit, auch in der Erwachsenenzeit sind es oft Urlaubsaufenthalte und die Reisen, die einen besonderen Schatz in unseren Erinnerungen bedeuten. Ein Leben lang wird z.B. davon erzählt, dass die Bratkartoffeln in dem einen Bauerngasthof im Allgäu die besten aller Zeiten waren, der Urlaub im Zelt der glücklichste, der Spaziergang im Mondschein am Meer der unvergesslichste. Machen Sie mit ein paar einfachen Spielen Urlaub in Gedanken, wir wünschen gute Reise!

Ferienzeit

35 Deutschlandreise

Früher reiste man seltener ins Ausland. Man machte viel häufiger Urlaub in Deutschland. Beliebte Urlaubsziele waren – und sind natürlich immer noch – die Nord- und Ostsee, die Mosel, der Schwarzwald, der Harz oder der Bayerische Wald, um nur einige Ziele zu nennen.

Diese Regionen wecken viele fröhliche Erinnerungen an vergangene Urlaubstage. In diesem Spiel reisen wir gemeinsam durch Deutschlands Urlaubsregionen.

Material
- eine Karte mit den deutschen Bundesländern oder eine Karte mit den deutschen Urlaubsregionen
- Kärtchen aus Papier oder Karteikarten

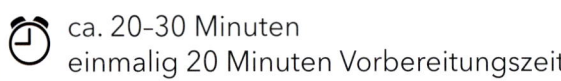 ca. 20–30 Minuten
einmalig 20 Minuten Vorbereitungszeit

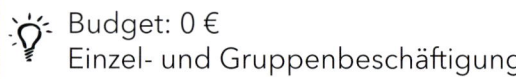 Budget: 0 €
Einzel- und Gruppenbeschäftigung

Beschreibung

Vorbereitung: Als Erstes benötigen Sie eine Deutschlandkarte, in die die Bundesländer gut sichtbar eingezeichnet sind. Entweder Sie kopieren eine entsprechende Karte aus einem Atlas, oder Sie drucken sie aus dem Internet aus. Auf kleine Kärtchen aus Papier schreiben Sie anschließend die Namen der deutschen Bundesländer oder Urlaubsregionen und legen sie offen auf den Tisch.

Ausführung: Jetzt kann sich der erste Spieler ein Kärtchen seiner Wahl nehmen. Er nennt das Bundesland bzw. die Urlaubsregion, für die er sich entschieden hat, sucht sie gemeinsam mit den anderen auf der Karte und begründet dann seine Wahl.

Vielleicht hat ein Teilnehmer früher seinen Urlaub in Ostfriesland (in Niedersachsen) verbracht und ist nach Aurich oder auf die ostfriesischen Inseln gefahren und hat dort mit seinen Kindern große Sandburgen gebaut. Ein anderer Mitspieler hat seinen Urlaub vielleicht in Bayern am Chiemsee verbracht und ist von dort aus wandern gegangen oder hat Tagesausflüge nach Salzburg oder München unternommen.

An diese Themen knüpfen sich leicht Gespräche über ähnliche Erinnerungen an. Reihum ziehen auch die anderen Teilnehmer eine Karte und machen es genauso.

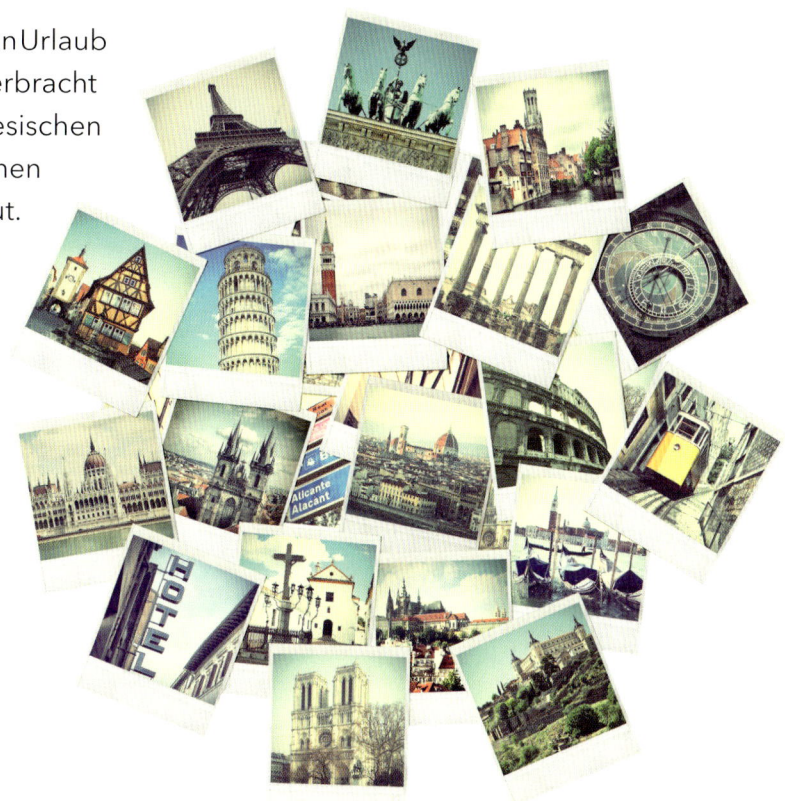

Tipp

Binden Sie jeweils alle Teilnehmer ins Gespräch ein. Fragen Sie sie, ob Ihnen auch etwas einfällt zu Region oder Bundesland – beispielsweise Sehenswürdigkeiten oder berühmte Städte, Erfahrungen mit Camping, Bootfahren, Wandern …

Europareise

Natürlich müssen Sie sich nicht auf Deutschlands Urlaubsregionen beschränken. Ebenso können Sie eine internationale Variante spielen. Hierfür nehmen Sie am besten eine Europakarte, auf der die großen Städte eingezeichnet sind. Sicher ist nicht jeder in seinem Leben in Paris, London oder Rom gewesen. Doch der Eiffelturm, das Kolosseum oder der Buckingham Palace sind allen ein Begriff.

Varianten & Ergänzungen

Tipp

Auch Menschen mit Demenz erinnern sich oftmals noch daran, was „Guten Tag" auf Italienisch, Englisch, Französisch oder Spanisch heißt. Ein gemeinsames Sammeln von „Bonjour, hello, buongiorno, buenos dias, …" kann sehr unterhaltsam sein.

Ferienzeit

36 Das Streckennetz der Bahn

Das Reisen per Zug war früher ein besonderes Erlebnis. Distanzen, die der ICE heute in wenigen Stunden zurücklegt, nahmen früher oft einen ganzen Tag in Anspruch. Die Bahn rumpelte und quietschte, und es zog durch die geöffneten Fenster.

Gerade Männer waren von Eisenbahnen besonders fasziniert. Zu Weihnachten wurde die erste Modelleisenbahn gekauft. Oft schenkte man sie dem Söhnchen und spielte dann selbst damit. Viele hatten auch große Freude daran, Kursbücher zu studieren, in denen sämtliche Zugfahrpläne Deutschlands oder sogar Europas abgedruckt waren.

Ziel des folgenden Spiels ist es, mit Streichhölzern ein Streckennetz aufzubauen und schnellstmöglich „ans Ziel zu kommen".

Material
- Streichhölzer
- Würfel
- Karteikarten oder Pappkärtchen
- ein Stift

 pro Spielrunde 5–10 Minuten
keine Vorbereitungszeit

 Budget: 0 €
Einzel- und Gruppenbeschäftigung

Beschreibung

Als Erstes legen Sie gemeinsam Start und Ziel Ihrer Reise fest. Beispielsweise eine Reise von Hamburg nach Köln. Jeden Städtenamen schreiben Sie auf ein Kärtchen. Die beiden Kärtchen legen Sie in einigem Abstand zueinander auf den Tisch.

Tipp

Als kleine Aktivierung zwischendurch bieten bereits die Städtenamen viele Gesprächsimpulse. Sind es zum Beispiel die Geburtsstädte der Mitspieler, knüpfen sich daran viele Erinnerungen. Auch die berühmten Sehenswürdigkeiten der Städte sind beliebte Gesprächsthemen.

Nun soll mit Streichhölzern ein Gleisstrang gebaut werden, der die beiden Städte verbindet. Gespielt wird reihum. Der erste Reisende würfelt. Bei einer geraden Zahl werden entsprechend der Augenzahl Streichhölzer so hintereinandergelegt, dass sie von der Startkarte aus geradewegs auf die Zielkarte zuführen: Wer zum Beispiel eine Zwei würfelt, legt zwei Streichhölzer in gerader Linie in Richtung „Zielbahnhof".

Bei ungeraden Zahlen werden Abzweigungen eingebaut. Ob nach links oder rechts, entscheidet jeder Spieler für sich. Entsprechend der Augenzahl werden die Streichhölzer hintereinander in die gewählte Richtung ausgelegt. (Wer auf eine Tischkante stößt, darf natürlich eine weitere Abzweigung oder eine Kurve einbauen.)

Dann würfelt der nächste Spieler und setzt den Bau der Bahnstrecke fort oder beginnt mit einem zweiten Gleisstrang.

Fragen rund um Züge und Zugreisen

- Sind Sie früher mit dem Zug verreist?
- Wohin sind Sie mit dem Zug gefahren?
- Welche unterschiedlichen Zugarten kennen Sie (EC, ICE, Eilzug, D-Zug, …)?
- Hatten Sie früher eine Modelleisenbahn?

Wörter finden
Welche Wörter mit „-zug" am Ende fallen Ihnen ein?

Abzug, Atemzug, Bummelzug, Einzug, Flaschenzug, Fernzug, Kreuzzug, Klimmzug …

Und welche Wörter mit „Zug-" am Anfang?

Zugluft, Zugreise, Zugabteil, Zugstrecke, Zugverbindung, Zugspitze …

Aktivierung & Gesprächsimpulse

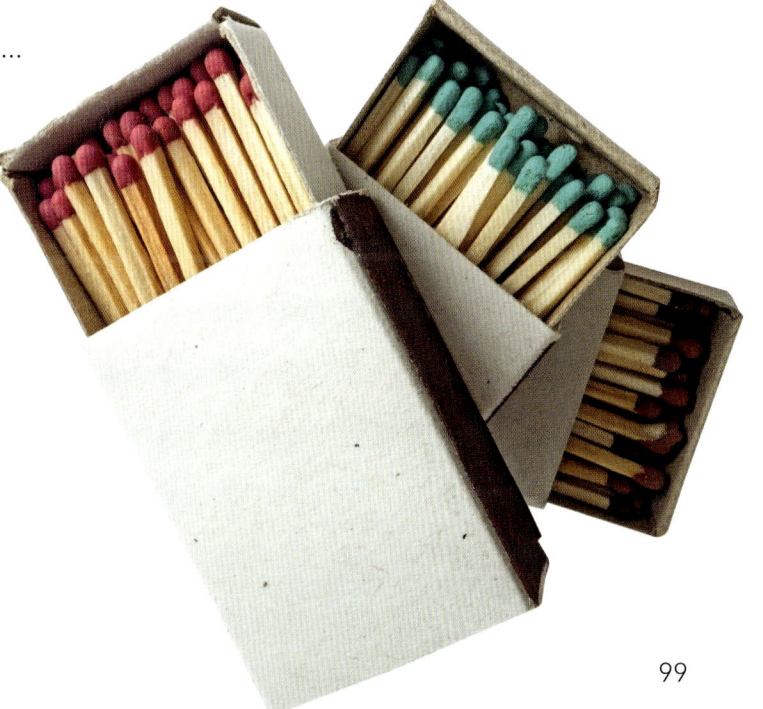

Ferienzeit

37 So schmeckt Deutschland

Jede Region Deutschlands hat ihre eigenen Spezialitäten. So gibt es in Bayern die Weißwurst, an der Nordsee den Matjes, in Nürnberg die typische Bratwurst und den Lebkuchen, in Aachen die Printen. Ein einfaches Memo-Spiel zu diesem Thema lässt sich in den unterschiedlichsten Varianten spielen und bietet viel Gesprächsstoff über Reisen und Lieblingsspeisen.

Material
- Karteikarten
- evtl. Abbildungen der Spezialitäten für die bildgestützte Variante

 ca. 20-30 Minuten

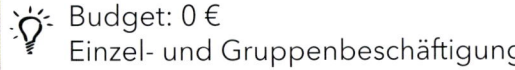 Budget: 0 €
Einzel- und Gruppenbeschäftigung

Beschreibung

Vorbereitung: Zunächst werden – auf Wunsch gemeinsam mit den Mitspielern – die Spielkarten hergestellt. Dafür erstellen Sie vorab eine Liste lokaler und regionaler Spezialitäten. Hier einige Vorschläge:

Matjes → Nordseeküste
Weißwurst → Bayern
Printen → Aachen
Saure Zipfel → Franken (Saure Zipfel sind kleine Rostbratwürstchen, die in einem Sud aus Essig und Zwiebeln gekocht werden)
Schweinshaxe → Bayern
Grüne Soße → Frankfurt
Königsberger Klopse → Ostpreußen
Labskaus → Hamburg

Dann basteln Sie die entsprechenden Spielkartenpaare – entweder als Wort- oder als Bildkarten.

Im ersten Fall schreiben Sie einfach auf die erste Karte den Namen der Stadt oder der Region und auf die zweite Karte die dazugehörige kulinarische Spezialität. Im zweiten Fall wird die erste Karte ebenfalls beschriftet, für die zweite aber suchen Sie Bilder der verschiedenen Spezialitäten – etwa im Internet – und kleben sie auf.

Das große Beschäftigungs- und Ideen-Buch

Tipp

Auch für die Städte und Regionen können Sie Bildkarten einsetzen, zum Beispiel mit einem Leuchtturm für die Nordseeküste, dem Brandenburger Tor für Berlin, dem Dom für Köln oder Schloss Neuschwanstein für Bayern.

Ausführung: Nachdem Sie die Spielkartenpaare vorbereitet haben, legen Sie die Karten verdeckt auf den Tisch. Wie bei einem klassischen Memo-Spiel deckt der erste Spieler zwei Kärtchen auf. Passen sie zusammen, darf er sie behalten. Passen sie nicht zusammen, legt er sie zurück. Das Spiel dauert so lange, bis alle Pärchen entdeckt wurden.

Tipp

Zu Beginn empfiehlt es sich, die Kartenanzahl gering zu halten, um Frustrationen zu vermeiden. Je nach Fähigkeiten der Spieler können Sie danach die Kartenanzahl erhöhen.

Varianten & Ergänzungen

Eine Variante zur Vereinfachung
Um das Spiel etwas zu vereinfachen, können Sie die Städte-/Regionenkarten offen auf den Tisch legen und nur die Spezialitätenkärtchen verdeckt mit der Rückseite nach oben dazulegen. So wird das Paarefinden leichter.

Noch einfacher!
Alle Karten liegen aufgedeckt auf dem Tisch. Man wählt eine Städte- oder Regionenkarte aus und überlegt dann gemeinsam, welche Spezialität hierzu gehört.

Spezialitäten aus aller Welt
Ebenso gut können Sie das Spiel mit internationalen Spezialitäten spielen. Einige Beispiele:

Pizza → Italien
Baguette → Frankreich
Gulasch → Ungarn
Emmentaler → Schweiz
Döner → Türkei

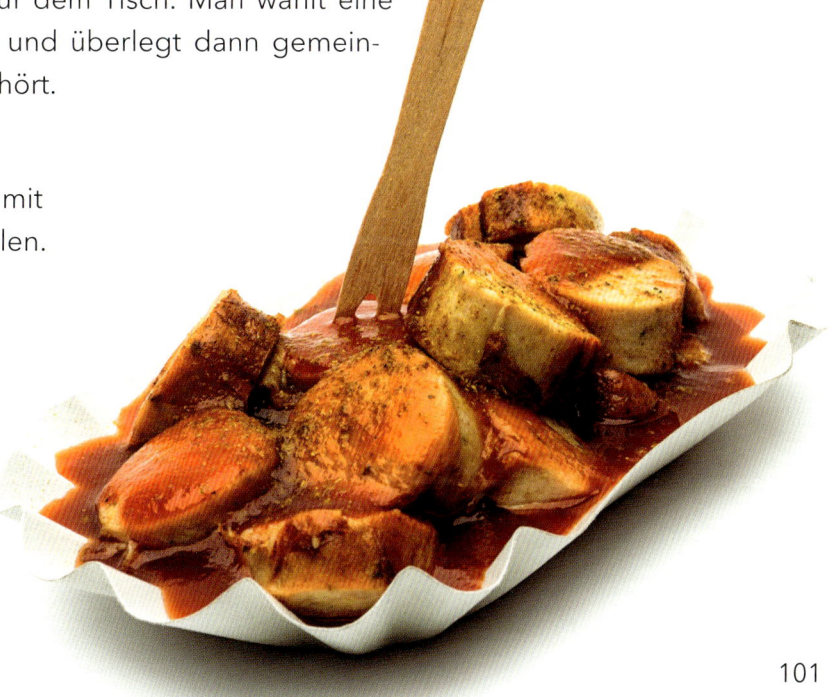

101

Ferienzeit

Aktivierung & Gesprächsimpulse

Das Frage-Antwort-Spiel

Das Spiel lässt sich auch als Frage-Antwort-Spiel abwandeln. In diesem Fall brauchen Sie pro Begriffspaar nur eine Karte. Auf die Vorderseite schreiben Sie die Stadt oder Region, auf die Rückseite den Namen der passenden Spezialität. Sie können natürlich auch Bilder dazu suchen.
Dann legen Sie die Karten auf den Tisch und raten gemeinsam, welche Region zu welcher Spezialität gehört oder umgekehrt.

Bereits die Spielvorbereitung bietet viele Anregungen für Gespräche. Fragen Sie einfach, ob den Teilnehmern Spezialitäten einfallen, die typisch für eine bestimmte Gegend sind. Erleichtern Sie den Einstieg durch einige Fragen wie: Woher kommt eigentlich die Weißwurst/der Äppelwoi?

Weitere Themenvorschläge:
- Erkundigen Sie sich nach Lieblingsgerichten.
- Fragen Sie nach, welche Speisen einmal probiert wurden und gar nicht schmeckten.

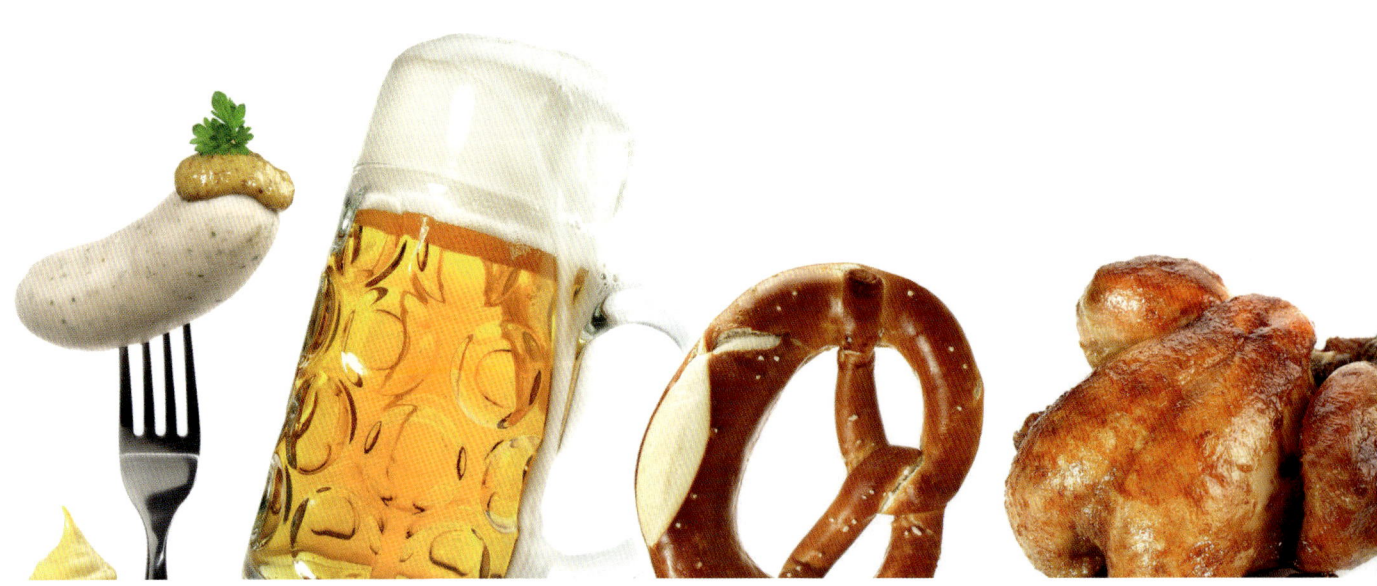

Die Muscheln

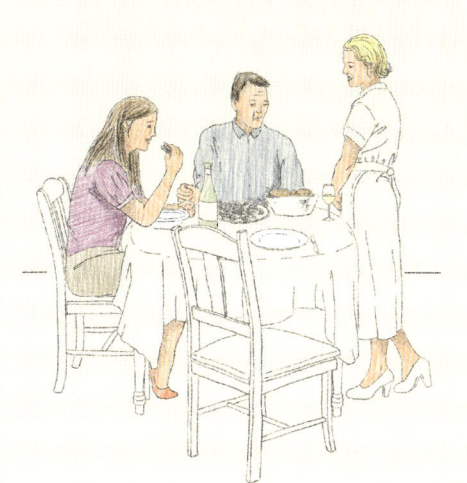

Unwirsch band Franz sich die Krawatte. Er mochte Krawatten nicht – und heute war auch noch so ein heißer Tag! Ein paar Schweißperlen standen ihm auf der Stirn.

Der Knoten wollte ihm nicht recht gelingen. Hedwig erbarmte sich und band ihrem Mann geschwind die Krawatte. Sie waren bereits spät dran. Heute Abend waren sie bei Kaufmanns zum Essen eingeladen. Kaufmanns waren gerade aus ihrem ersten Italien-Urlaub zurückgekehrt. Hedwig war gespannt, was sie erlebt hatten.

Wenig später standen sie vor der Tür ihrer Gastgeber und läuteten. Nach einer kurzen Begrüßung überreichte die Hausherrin beiden ein Glas italienischen Schaumweins. Franz hatte sich eigentlich schon auf ein Bier gefreut. Er wollte eben den Mund aufmachen, da traf ihn der strenge Blick seiner Gattin.

„Das kann ja heiter werden!", dachte er. Er sollte Recht behalten. Im nächsten Moment verkündete der Gastgeber: „Heute Abend gibt es etwas ganz Besonderes zu essen: „Muscheln." Muscheln? Das mochte Franz sich gar nicht vorstellen! Er suchte nach einer Ausrede, aber auf die Schnelle fiel ihm nichts ein.

Und bald war es auch schon zu spät: Sie wurden zu Tisch gebeten. Franz setzte sich, leise seufzend. Bereits der Gedanke an die Muscheln war ihm ein Graus! Hedwig dagegen hatte Appetit und war neugierig auf das ungewohnte Essen. Zu ihrem Mann sagte sie schmunzelnd: „Na, Franz, …

… Was der Bauer nicht kennt, isst er nicht.

aus:
Es ist noch kein Meister vom Himmel gefallen, Die schönsten Sprichwort-Geschichten rund um Tagwerk und Arbeit, SingLiesel Verlag

Ferienzeit

38 Stadt, Land, Fluss

Spiele mit Tradition machen oft am meisten Spaß. Sie haben zudem den Vorteil, dass sie vertraut sind und viele schöne Erinnerungen wecken. Das gilt auch für „Stadt, Land, Fluss", das man in vielen, auch sehr einfachen Varianten spielen kann.

Material
- für jeden Spieler
- ein Blatt Papier und ein Stift

 ca. 10 Minuten pro Spielrunde

 Budget: 0 €
Gruppenbeschäftigung
(mit einem vorbereiteten Spielzettel auch als Einzelbeschäftigung einsetzbar)

Beschreibung

Zu Beginn zeichnet jeder Mitspieler eine Tabelle mit drei Spalten, die er mit den Worten Stadt, Land, Fluss überschreibt.

Dann buchstabiert ein Mitspieler in Gedanken das Alphabet, bis der Spieler links von ihm „Stopp!" ruft. Damit ist der Anfangsbuchstabe für das Spiel festgelegt.

Jetzt versucht jeder Spieler, die drei Spalten Stadt, Land, Fluss zu füllen. Die passenden Begriffe müssen jeweils mit dem festgelegten Buchstaben beginnen. Hat ein Spieler alle drei Spalten gefüllt, ruft er „Stopp!". Nun müssen alle Mitspieler aufhören zu schreiben und den Stift beiseitelegen.

Jetzt werden die gefundenen Begriffe genannt und die Punkte vergeben. Für einen Begriff, den mehrere Mitspieler gefunden haben, gibt es einen Punkt. Für einen Begriff, den sonst kein anderer notiert hat, erhält man zwei Punkte. Drei Punkte gibt es, wenn die anderen Spieler nichts eingetragen haben.

Dann beginnt die nächste Runde. Die Anzahl der Runden ist frei wählbar. Am Ende des Spiels werden die Punkte zusammengezählt. Wer die meisten Punkte hat, gewinnt.

Tipp

Stadt, Land, Fluss sind nur drei mögliche Kategorien. Sie können die Anzahl der Kategorien jederzeit erweitern oder austauschen. Mögliche weitere Rubriken sind beispielsweise: Tiere, Pflanzen, Berufe, Namen oder Stars.

Varianten & Ergänzungen

Sie werden vielleicht feststellen, dass manche Teilnehmer mehr Zeit zum Überlegen brauchen oder nicht mehr so schnell schreiben können. Dann können Sie für alle einen festen Zeitrahmen zum Ausfüllen der Spalten vorgeben. – Oder Sie lassen die Zeit ganz offen. So steht der Wettbewerb nicht mehr so sehr im Vordergrund, sondern es geht mehr um Anregung und gegenseitigen Austausch.

Das Spiel lässt sich auch als Einzelbeschäftigung einsetzen. Dann werden vorab die Rubriken und einige Anfangsbuchstaben festgelegt.

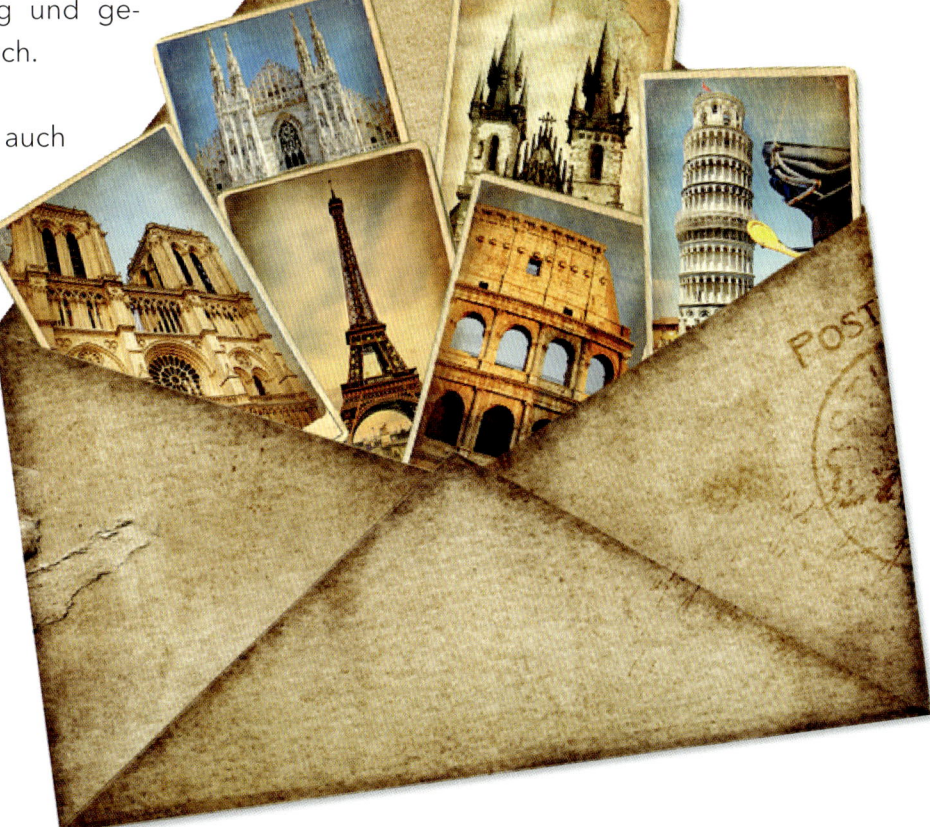

Ferienzeit

39 Ich packe meinen Koffer

Dieses Spiel wurde bereits in den 50 er-Jahren auf langen Fahrten in den Urlaub gerne gespielt. „Ich packe meinen Koffer" zählt auch heute noch zu den beliebtesten Spielen auf langen Reisen und kann natürlich genauso im Alltag gespielt werden. Das Spiel hilft immer wieder, Wartezeiten zu überbrücken.

ideal für Zwischendurch

Material
- kein Material erforderlich

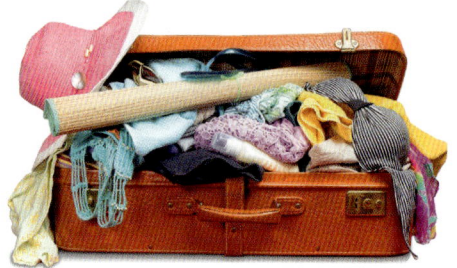

ca. 5 Minuten pro Spielrunde

Budget: 0 €
Gruppenbeschäftigung

Beschreibung

Alle Mitspieler sitzen im Kreis. Der erste Spieler beginnt zum Beispiel so: „Ich packe in meinen Koffer … einen Strohhut." Der nächste Spieler wiederholt den Satz und ergänzt einen weiteren Gegenstand: „Ich packe in meinen Koffer … einen Strohhut, eine Zahnbürste." Der folgende Spieler wiederholt erneut den kompletten Satz und ergänzt ihn: „Ich packe in meinen Koffer … einen Strohhut, eine Zahnbürste, einen Fotoapparat." So geht das Spiel immer weiter.
Vergisst ein Mitspieler einen Gegenstand aus der Aufzählung, dürfen die anderen helfen. – Wie viele Gegenstände passen in den Koffer?

Aktivierung & Gesprächsimpulse

Auch wenn das Spiel für Ihre Mitspieler zu anstrengend sein sollte, es bietet einen wunderbaren Einstieg in Gespräche über das Reisen in früheren Zeiten. Was für Koffer hatte man damals? Sie sahen ganz anders aus als heute.
Wohin ging die Reise? Wie kam man dorthin? Wieviel Zeit brauchte man dafür? Wo wurde übernachtet?

Das große Beschäftigungs- und Ideen-Buch

Alte Kinderspiele – neu entdeckt

„Kleine Kinder spielen gerne, große noch viel lieber"

Viele Menschen denken heutzutage beim Stichwort „Spielen" erst einmal an Computerspiele, oder an Glücksspiel – erstaunlicherweise kennt aber auch die „Games-Generation" noch Spiele wie Käsekästchen und Schiffe versenken! Dass man auch ohne gutsortierte Brettspielsammlung und ohne Computer, und vor allem ohne komplizierte Spielanleitungen spielend Zeit verbringen kann, erzählen die nächsten Kapitel. Probieren Sie es einfach aus.

Alte Kinderspiele – neu entdeckt

40 Murmel-Spiel

Dies ist ein Spiel, das fast in Vergessenheit geraten ist. Wenn man Kinder heute fragt, was Murmeln sind, wissen viele mit dem Begriff wenig anzufangen. Dabei war das Murmelspiel früher eine der Lieblingsbeschäftigungen aller Kinder. Jede Region hat ihren eigenen Namen für das Spiel mit den bunten Glaskugeln. Klickern, Knickern, Datzern, Marmeln oder Schussern sind nur einige Beispiele.

Material
- einige Säckchen mit Murmeln
- evtl. ein kleines Stück Teppichboden

für die Variante:
- ein Schuhkarton

 ca. 5 Minuten pro Spielrunde

 Budget: ca. 4 €
Einzel- und Gruppenbeschäftigung
(auch zur Selbstbeschäftigung geeignet)

Beschreibung

Als Kind spielte man die meisten Murmelspiele auf dem Boden liegend. Das wollen wir natürlich niemandem zumuten. Deshalb stellen wir hier einige Varianten vor, die am Tisch gespielt werden können.

Der Klassiker: Murmeln versenken

In der Kinderzeit grub man draußen ein kleines Loch in den Boden, in das möglichst viele Murmeln versenkt werden sollten. Das Loch im Boden ersetzt bei unserer Variante ein kleiner Karton, der, auf die Seite gekippt, auf den Tisch gestellt wird. Die Murmeln sollen in den Karton hineingerollt werden.

Tipp

Eine ideale Spielunterlage ist ein Stück Teppichboden, das einem natürlichen Untergrund sehr nahekommt. Dadurch wird die Kugel ein wenig abgebremst und kann besser kontrolliert werden.

Wer kommt der Wand am nächsten?

Bei einer anderen Variante des Murmelspiels versuchte man, die Murmeln möglichst nah an eine Wand oder Mauer heranzurollen, ohne diese zu berühren. Gewonnen hatte der Spieler, dessen Murmel der Wand zum Schluss am nächsten lag.

Auch diese Variante lässt sich auf einem Tisch spielen. Stellen Sie den Tisch einfach an eine Wand oder kleben Sie ein doppelseitiges Klebeband nahe der Kante auf den Tisch. Ziel ist dann, das die Murmel auf dem Klebeband liegenbleibt

Ein Schuss – ein Treffer

Platzieren Sie eine Murmel mitten in einem Schuhkarton. Jetzt muss versucht werden, im Sitzen oder Stehen eine zweite Murmel aus Augenhöhe so fallen zu lassen, dass sie die Murmel im Schuhkarton trifft. Für jeden Treffer gibt es einen Punkt.

Murmel-Kegeln

Stellen Sie drei Spielfiguren (z. B. aus einem „Mensch ärgere dich nicht"-Spiel) nebeneinander auf den Tisch. Jetzt wird versucht, diese drei Figuren mit einer Murmel zu treffen. Bei mehreren Spielern hat jeder sechs Versuche. Damit die Kugeln nicht vom Tisch fallen und mühselig wieder eingesammelt werden müssen, können Sie aus Tüchern oder Schals eine Spielfeldbegrenzung bauen. Mit zunehmenden Abstand steigt der Schwierigkeitsgrad.

Varianten & Ergänzungen

Tipp

Wenn Ihnen „Murmelspielen" zu kindlich vorkommt, dann nennen Sie das Ganze doch „Zimmer-Boule". Boule wird in Frankreich und vielen mediterranen Ländern vor allem von älteren Männern gespielt.

Alte Kinderspiele – neu entdeckt

41 Käsekästchen

Spiele digital am Handy zu spielen, egal wo man sich gerade aufhält, das ist heute ganz normal. Früher saß man mit der Familie gemütlich im Garten oder in einem Park und hat sich mit ganz einfachen kleinen Spielen die Zeit vertrieben. Das berühmte „Käsekästchen" gehörte auch dazu.

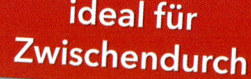

Material
- 1 Blatt kariertes Papier
- zwei Stifte unterschiedlicher Farbe

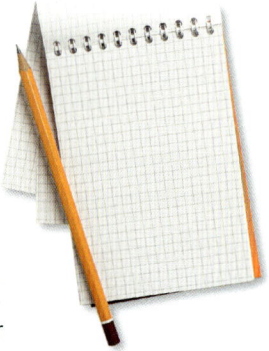

 ca. 5 Minuten pro Spielrunde

Budget: ca. 1 €
für zwei Spieler

Beschreibung

Zeichnen Sie auf einem Blatt Karopapier ein Rechteck ein. (Für Anfänger genügen 8 x 12 Karos.) Innerhalb dieses Rechtecks ziehen die Spieler abwechselnd eine Kästchenlinie mit einem Strich nach. Ziel ist es, möglichst viele Kästchen mit dem eigenen Strich zu schließen. Gelingt das, wird das Kästchen entweder mit einem Kreuz (1. Spieler) oder einem Kringel (2. Spieler) markiert, und man darf einen weiteren Strich machen. Sind alle Kästchen geschlossen, wird ausgezählt. Sind die Kreuzchen oder die Kringel in der Überzahl?

Info

Ein Kinderspiel? Und das für ältere Menschen? Ja. Die Idee dazu entstand aus Beobachtungen in der Praxis. Eine ältere Dame spielte dieses Spiel mit großer Leidenschaft mit ihrer Enkelin. Verschiedene andere Bewohner eines Pflegeheims sahen zu. Sie erinnerten sich mit Freude an dieses Spiel und begannen ebenfalls mit den „Käsekästchen".

Varianten & Ergänzungen

Bei fortgeschrittener Demenz kann das Spiel einfach abgewandelt werden. Zeichnen Sie ein kleineres Spielfeld. Die Kästchen können abwechselnd farbig ausgemalt werden. Um einen spielerischen Anreiz zu schaffen, können Sie auch zum Beispiel die Aufgabe stellen, drei Kästchen in einer Reihe auszumalen. So bleiben die Freude und die Erinnerung an das Spiel erhalten, ohne dass Frustration auftritt oder lange über Taktiken nachgedacht werden muss.

Alte Kinderspiele – neu entdeckt

42 Drei gewinnt ... Tic-Tac-Toe

„Eins, zwei, drei, vier, fünf, sechs, sieben, in der Schule wird geschrieben, in der Schule wird gelacht ..."
... und es wurden zu Schulzeiten zahlreiche Spiele gemacht, für die man wenig mehr als ein Stück Papier und einen Stift brauchte. Eines der bekanntesten Spiele ist Tic-Tac-Toe, das auch unter den Namen „Drei gewinnt", „Kreis und Kreuz" oder „Dodelschach" bekannt ist.

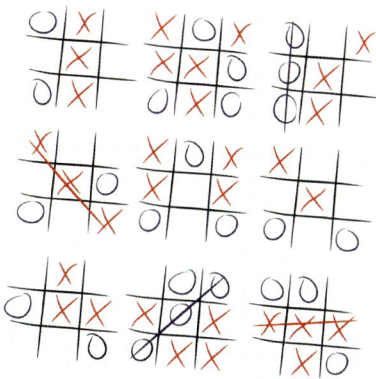

Material
- ein Blatt Papier
- zwei Stifte

pro Spielrunde wenige Minuten

Budget: 0 €
ein Spiel für zwei Personen

Zeichnen Sie ein Feld mit 3 x 3 Kästchen auf das Papier. Abwechselnd malen die Spieler ein Kreuz (1. Spieler) oder einen Kreis (2. Spieler) in jedes Kästchen. Ziel ist es, eine Reihe mit drei gleichen Zeichen zu bilden – ob in einer Zeile, einer Spalte oder diagonal. Wer dies als Erster schafft, hat gewonnen.

Beschreibung

Tipp

Eine Angehörige erzählt:
„So direkt hätte ich meinen Vater nie zum Spielen gebracht. Er war stets ein nüchterner Mensch gewesen, und Spielen, das war ‚Kinderkram'. Als wir Kinder waren, hatte er ohne Frage viel mit uns gespielt, aber das beschränkte sich wirklich auf unsere Kindheit. Neulich gelang es mir jedoch, ihn in ein Spiel zu verwickeln, und wir genossen es beide: Ich bat ihn einfach, ob er mit mir noch mal Tic-Tac-Toe durchgehen könne, ich würde das gerne mit Klara, dem etwas aufdringlichen Mädchen aus der Nachbarschaft, spielen, die aus Langeweile oft bei uns klingelte. Und aus dieser Ausgangssituation heraus spielte mein Vater plötzlich doch gerne!"

Alte Kinderspiele – neu entdeckt

43 Schiffe versenken

Wer kennt es nicht, das Spiel „Schiffe versenken"? Seit Generationen wird es gespielt und erfreut sich immer noch großer Beliebtheit.

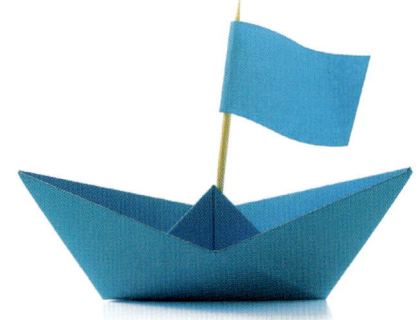

Material
- kariertes Papier
- Stifte

 ca. 10–20 Minuten

 Budget: 0 €
für zwei Personen
(oder zwei Mannschaften)

Beschreibung

Jeder Spieler erhält ein kariertes Blatt Papier und legt darauf zwei Spielpläne an: Zweimal wird ein Rahmen um ein 10 x 10 Kästchen großes Feld gemalt. Diese beiden Felder stellen das eigene und das gegnerische „Meer" da, auf denen die Schiffe kreuzen werden. Am oberen Rand der Spielfelder werden die Zahlen 1 bis 10 eingetragen, an der Seite die Buchstaben A bis J.

Zu Beginn des Spiels werden in einem der Spielfelder die eigenen Schiffe positioniert, ohne dass der Mitspieler dies sieht. Eine typische Flotte besteht aus den folgenden Schiffs- und Bootstypen:
ein Schlachtschiff (5 Kästchen lang)
zwei Kreuzer (je vier Kästchen lang)
drei Zerstörer (je drei Kästchen lang)
vier U-Boote (je zwei Kästchen lang)

Füllen Sie die entsprechende Menge an Kästchen farbig aus. Die Schiffe dürfen nicht diagonal eingezeichnet werden, nicht aneinanderstoßen oder „um die Ecke" gebaut werden.
Ziel des Spiels ist es, zu erraten, an welcher Stelle im Spielfeld sich die Schiffe des Gegners befinden. Gespielt wird abwechselnd. Wer an der Reihe ist, gibt eine Koordinate an, auf die er „feuert" (z. B.: D4).

Der Spielpartner schaut nach, ob auf dieser Koordinate eines seiner Schiffe liegt. Entsprechend antwortet er entweder mit „Wasser", „Treffer" oder „versenkt" (Wasser = kein Schiff; Treffer = Schiff getroffen; versenkt = alle von dem Schiff belegten Koordinaten wurden entdeckt). Der „Schießende" trägt in seinen leeren Spielplan ein, ob er ins Wasser geschossen hat (Kreis), oder ob er ein Schiff getroffen hat (Kreuz). Ein versenktes Schiff umrandet er mit einem Kringel. Dann wechseln beide die Rollen. Sieger ist, wer zuerst alle Schiffe des Gegners versenkt hat.

Erfahrungsgemäß ist das Spiel „Schiffe versenken" so vertraut und bietet so viel Spielfreude, dass weitere Aktivierungen gar nicht nötig sind.

Aktivierung & Gesprächsimpulse

Vielfach regt dieses Spiel dazu an, Erinnerungen aus der Schulzeit auszutauschen, denn schon damals spielte jeder gern unter der Schulbank „Schiffe versenken".

Im Anschluss an eine Spielerunde bietet sich eine ganze Reihe an Varianten und Ergänzungen rund um das Thema „Boote & Schiffe" an.

Varianten & Ergänzungen

Die „Schiffersprache"
Menschen, die auf einem Schiff leben und arbeiten, haben eine eigene Sprache und Ausdrucksweise: die Schiffersprache.

Wenn sie auf ihr Schiff wollen, sagen sie: „Wir gehen – *an Bord.*"
Und wenn sie auf dem Schiff sind, dann sind sie – *an Deck.*
Die Backbordseite ist – links, die Steuerbordseite ist – *rechts.*
Die Geschwindigkeit von Schiffen wird in welcher Einheit gemessen? *Knoten*
Wer arbeitet an Bord? *Der Kapitän, der Steuermann, der Matrose, der Smutje …* Gekocht wird in der – *Kombüse.*

Zum Abschluß bietet sich ein Lied an.

> **Volkslieder**
>
> Unzählige Volkslieder widmen sich der Seefahrt:
> Eine Seefahrt, die ist lustig
> Trau keinem Matrosen
> Wir lieben die Stürme
> Wir lagen vor Madagaskar
> Ick heff mol en Hamborger Veermaster sehn

Alte Kinderspiele – neu entdeckt

44 Pusteblume und Pustebausch

Jedes Kind freut sich über die Pusteblumen, die vor allem im April und Mai überall am Wegesrand zu finden sind. Für den Gärtner zählt der Löwenzahn zum Unkraut, für die Kinder zu einem der schönsten Spiele, die die Natur uns schenkt. Einmal kräftig gepustet, fliegen die Schirmchen des reifen Löwenzahns – denn nichts anderes ist die Pusteblume – durch die Luft. Daran erinnert das Pustebausch-Spiel.

Material
- ein Wattebausch

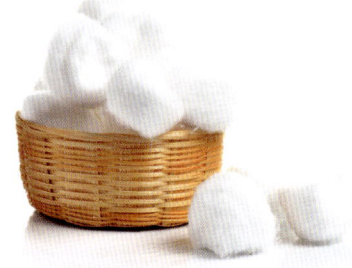

ca. 5 Minuten pro Spielrunde

Budget: ca. 1 €
Gruppen- und Einzelbeschäftigung

Beschreibung

In der Gruppe: Setzen Sie sich in einer kleinen Gruppe an einen Tisch und legen Sie den Wattebausch in die Mitte. Achten Sie darauf, dass die Tischplatte leer ist und auch keine Tischdecke oder Ähnliches darauf liegt. Jeder muss nun versuchen, den Wattebausch von sich wegzublasen. Da die Mitspieler auf der anderen Tischseite dasselbe versuchen, gibt es natürlich kräftigen Gegenwind! Sieger ist, wem es gelingt, dass der Wattebausch über die Tischkante fällt – oder an der Kleidung des Gegenübers hängen bleibt. Danach wird eine neue Runde eröffnet.

Als Einzelbeschäftigung: Natürlich kann das Pusteblumenspiel entsprechend auch alleine gespielt werden. Dann wird ein Ziel festgelegt, an dem der Wattebausch landen soll. Das kann beispielsweise ein kleiner, auf die Seite gekippter Karton sein.

Aktivierung & Gesprächsimpulse

Das Blumenpflücken war früher viel üblicher als heute. Überall auf den Wiesen und am Feldrand wuchsen die verschiedensten Wildblumen – Schlüsselblumen, Sumpfdotterblumen, Kamille, Wiesenschaumkraut, Kornblumen …. Häufig brachte man von einem Spaziergang einen selbstgepflückten Blumenstrauß nach Hause. Aus Kleeblumen oder Gänseblümchen wurden hübsche Kränzchen gemacht. Daran knüpfen sich viele schöne Erinnerungen und Gedanken, die gern ausgetauscht werden.

Anhang: Volkslieder

„Wo man singt, da lass dich nieder..."

Musik ist ein Königsweg in der Begleitung älterer Menschen. Auch wenn vieles andere verblasst – die Erinnerungen an Volkslieder und Schlager aus Kindheit und Jugend bleiben erhalten. Die Freude an der Musik überträgt sich auf jeden, der mitsingt oder zuhört. Dies gilt gerade für Menschen mit Demenz.

Alle Vögel sind schon da

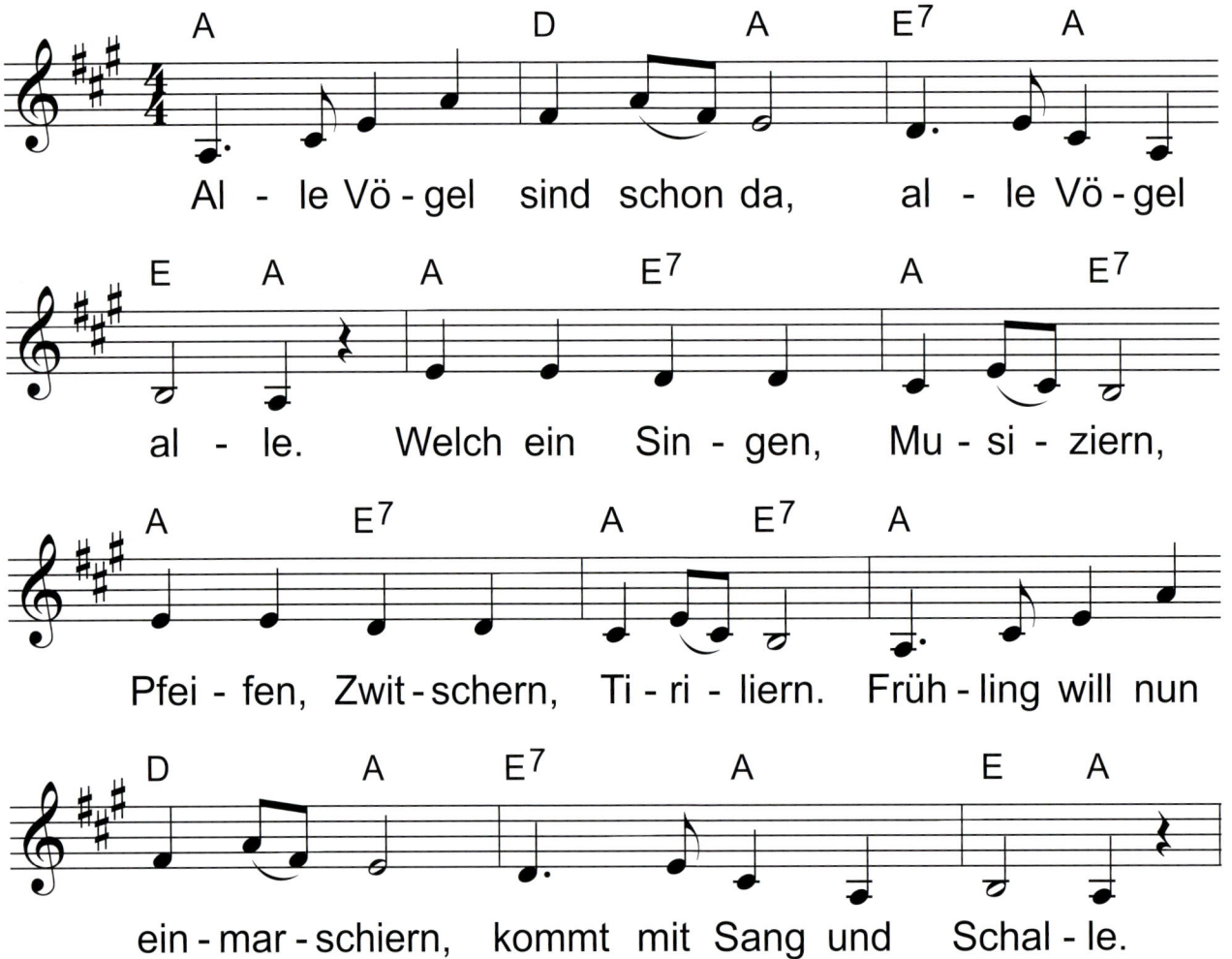

Wie sie alle lustig sind, flink und froh sich regen!
Amsel, Drossel, Fink und Star
und die ganze Vogelschar
wünschen dir ein frohes Jahr,
lauter Heil und Segen.

Was sie uns verkünden nun, nehmen wir zu Herzen:
Alle wolln wir lustig sein,
lustig wie die Vögelein,
hier und dort, feldaus, feldein,
springen, tanzen, scherzen.

Kuckuck, Kuckuck, ruft's aus dem Wald

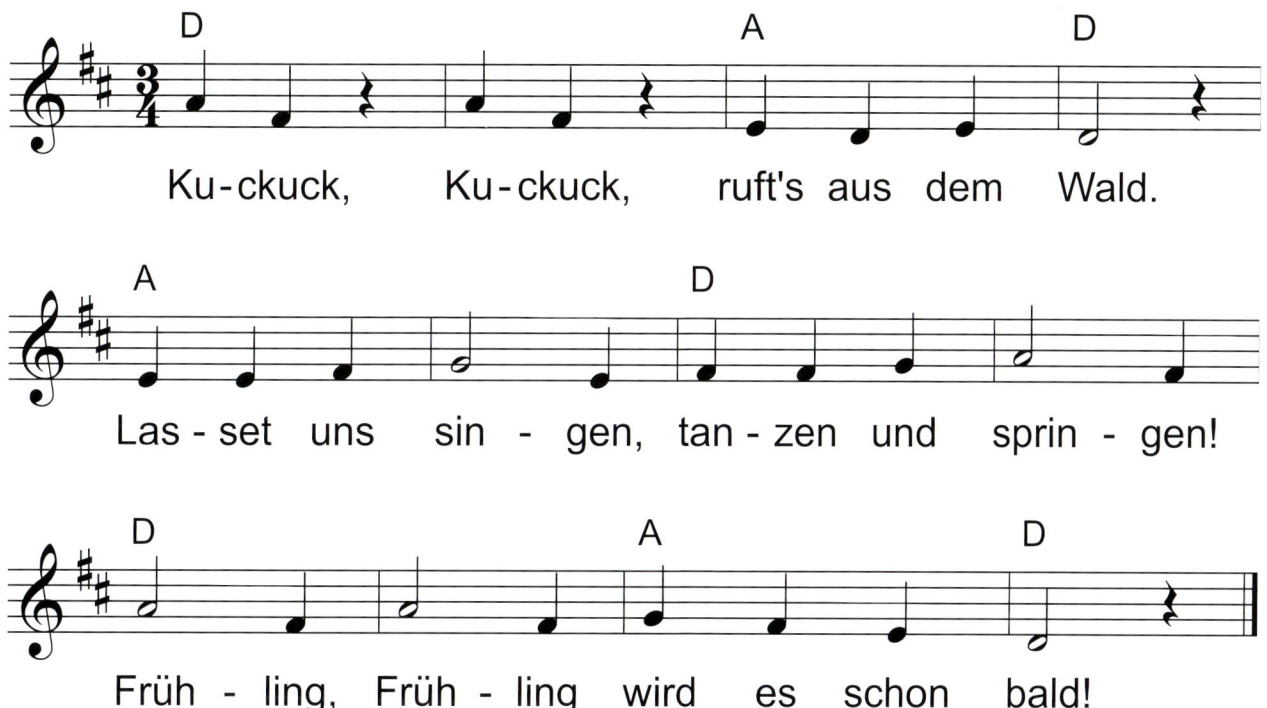

Kuckuck, Kuckuck, lässt nicht sein Schrein:
Komm in die Felder,
Wiesen und Wälder!
Frühling, Frühling, stelle dich ein!

Kuckuck, Kuckuck, trefflicher Held!
Was du gesungen,
ist dir gelungen:
Winter, Winter räumet das Feld.

Nun will der Lenz uns grüßen

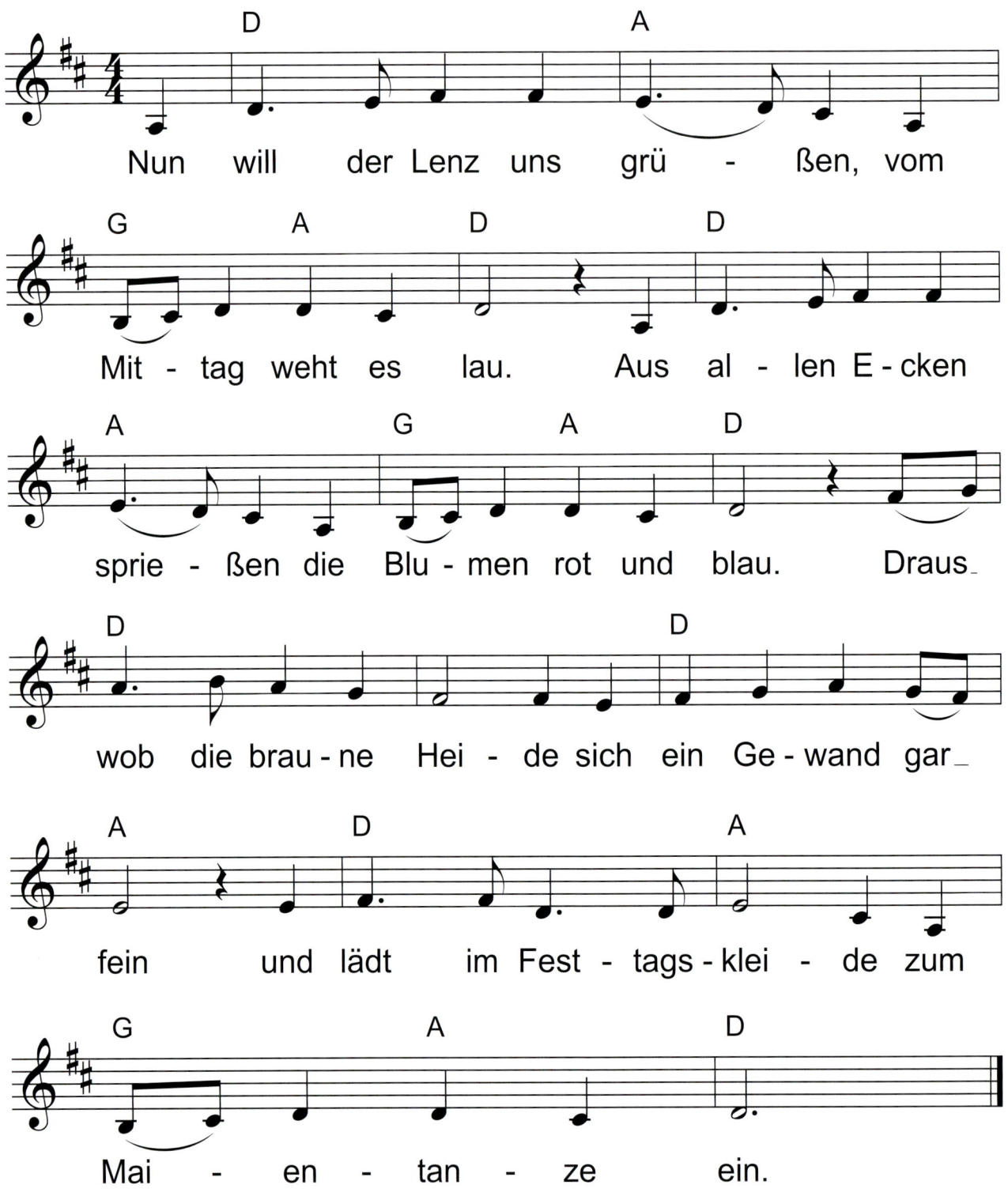

Kein schöner Land in dieser Zeit

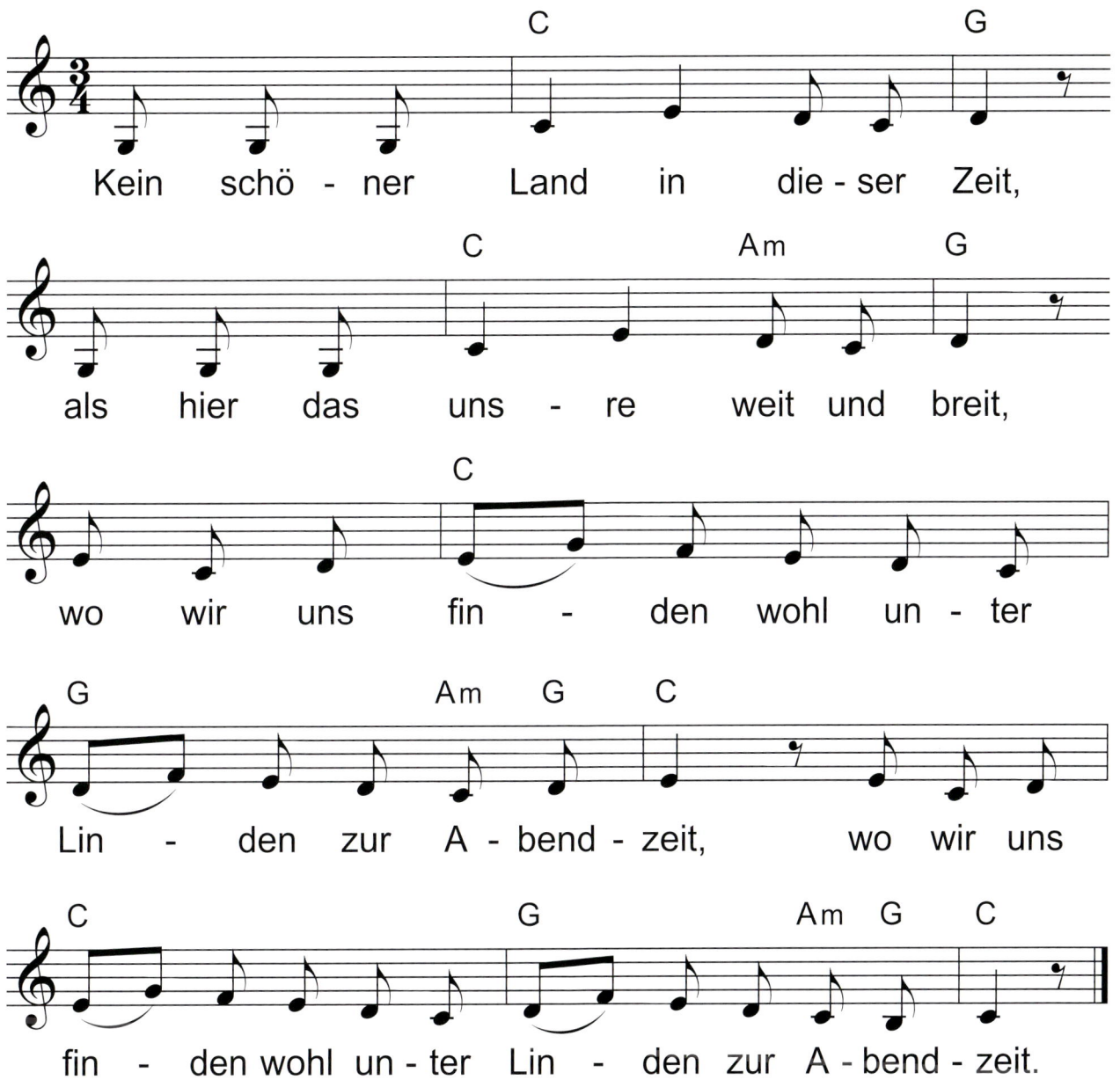

Da haben wir so manche Stund'
gesessen wohl in froher Rund'
und taten singen;
die Lieder klingen
im Eichengrund.

Dass wir uns hier in diesem Tal
noch treffen so viel Hundert mal,
Gott mag es schenken,
Gott mag es lenken,
er hat die Gnad.

Schön ist die Welt

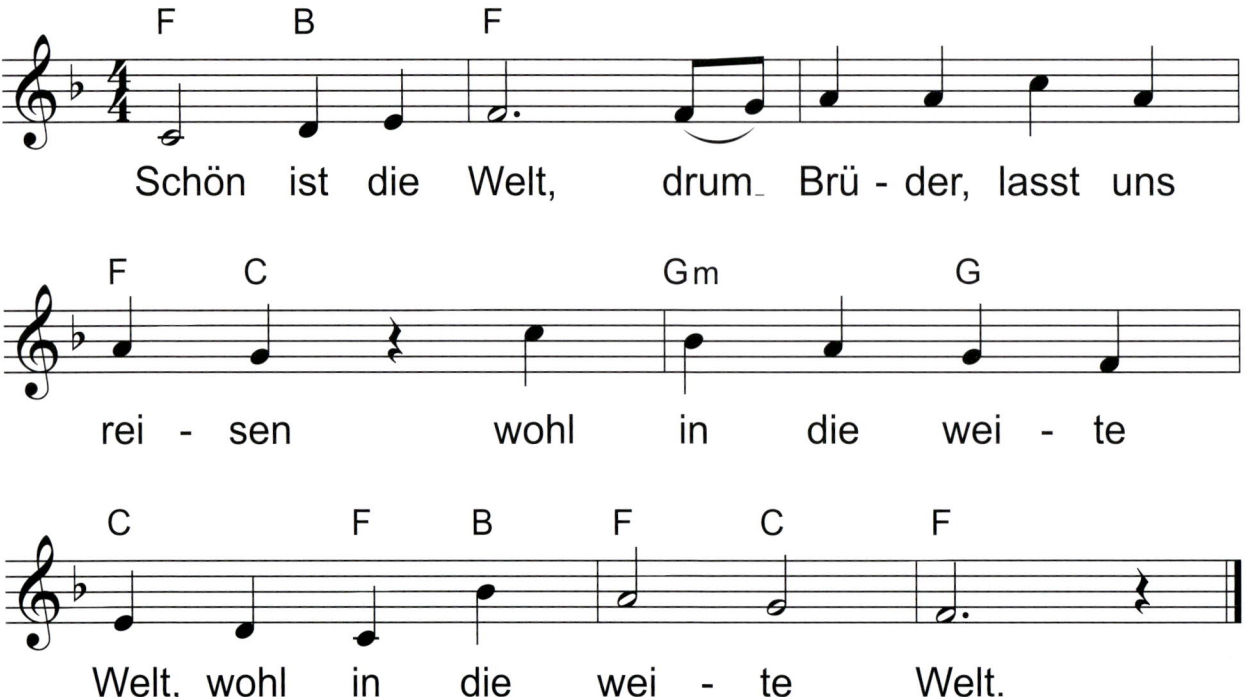

Wir sind nicht stolz,
wir brauchen keine Pferde,
die uns von dannen ziehn.

Wir steig'n hinauf
auf Berge und auf Hügel,
wo uns die Sonne sticht.

Wir laben uns
an jeder Felsenquelle,
wo frisches Wasser fließt.

Wir reisen fort
von einer Stadt zur andern,
wo uns die Luft gefällt.

Im Frühtau zu Berge

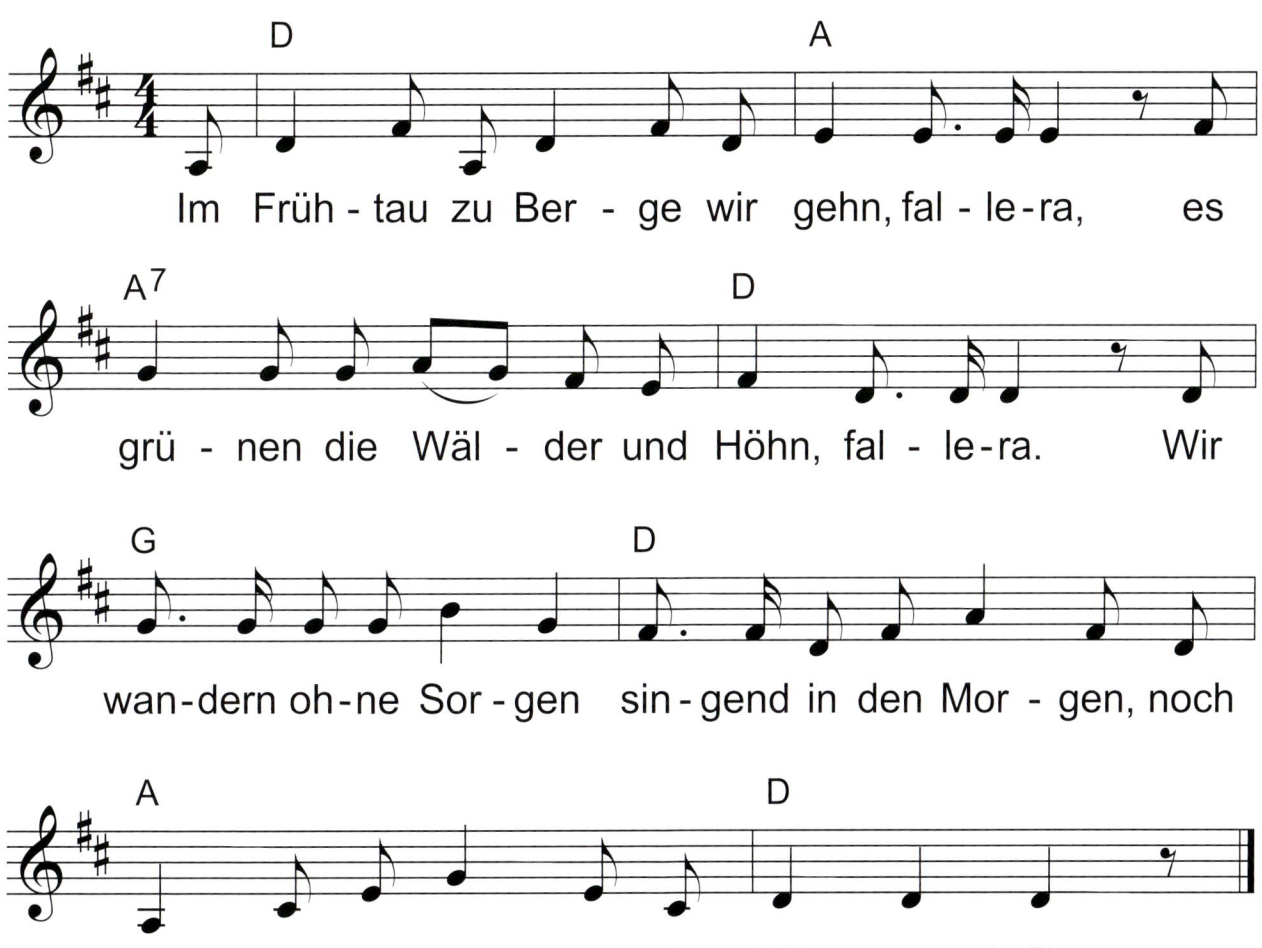

Ihr alten und hochweisen Leut, fallera,
ihr denkt wohl, wir sind nicht gescheit, fallera!
Wer wollte aber singen,
wenn wir schon Grillen fingen
in dieser herrlichen Frühlingszeit?

Werft ab alle Sorge und Qual, fallera,
und wandert mit uns aus dem Tal, fallera!
Wir sind hinausgegangen,
den Sonnenschein zu fangen:
Kommt mit und versucht es auch selbst einmal!

Hejo, spann den Wagen an

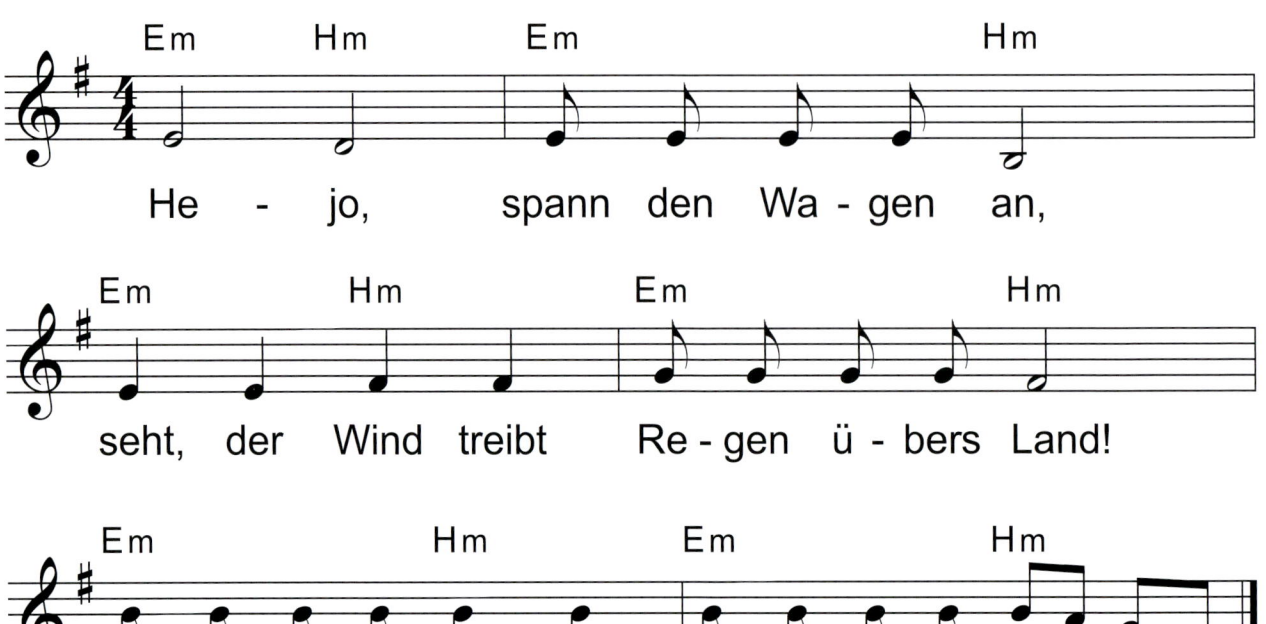

Hejo, spann den Wagen an,
seht, der Wind treibt Regen übers Land!
Holt die goldnen Garben, holt die goldnen Garben!

Bunt sind schon die Wälder

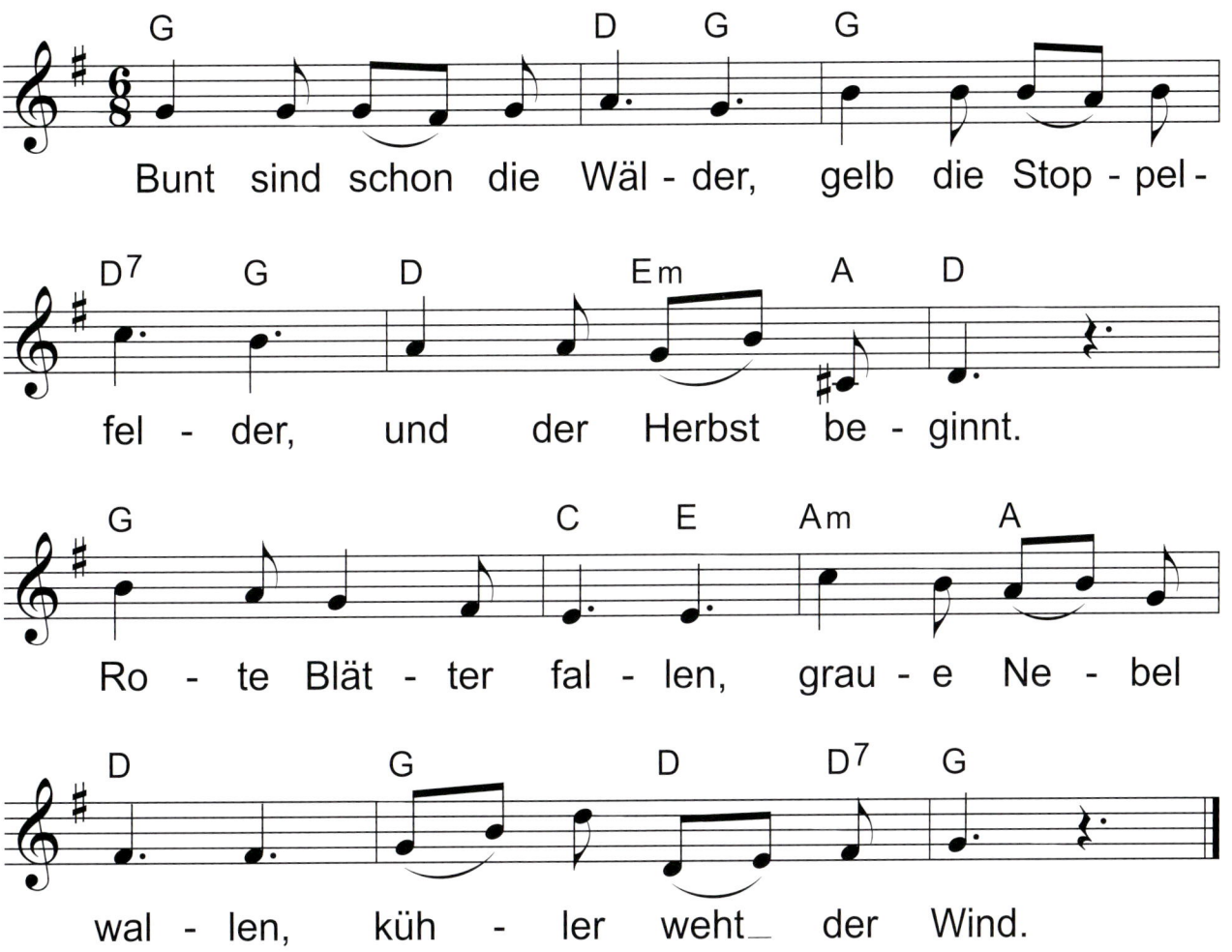

Bunt sind schon die Wälder, gelb die Stoppelfelder, und der Herbst beginnt. Rote Blätter fallen, graue Nebel walen, kühler weht der Wind.

Wie die volle Traube
an dem Rebenlaube
purpurfarbig strahlt!
Am Geländer reifen
Pfirsiche, mit Streifen
rot und weiß bemalt.

Geige tönt und Flöte
bei der Abendröte
und im Mondesglanz;
junge Winzerinnen
winken und beginnen
frohen Erntetanz.

Spannenlanger Hansel, nudeldicke Dirn

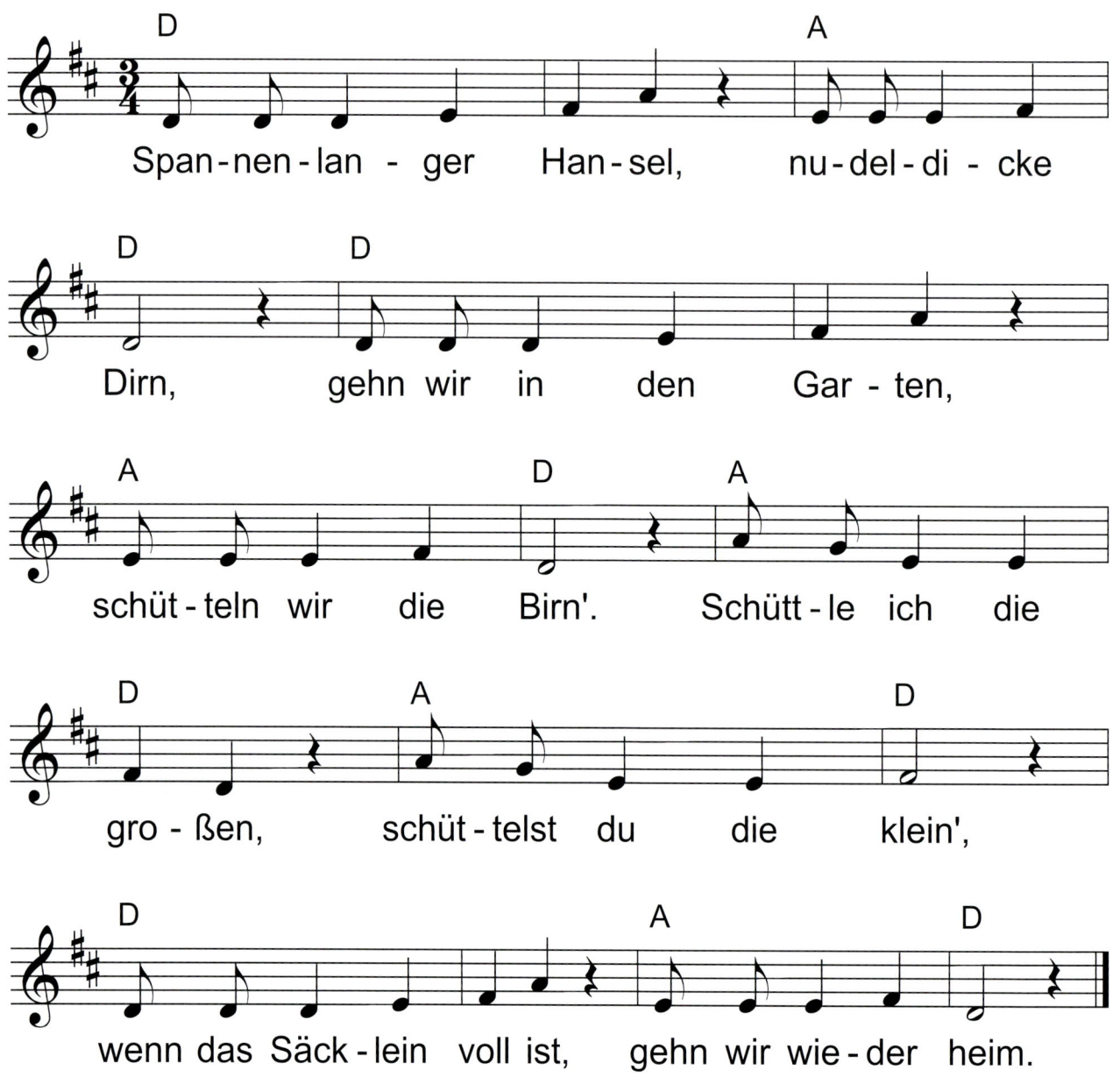

Lauf doch nicht so närrisch,
spannenlanger Hans!
Ich verlier die Birnen
und die Schuh' noch ganz.

Trägst ja nur die kleinen,
nudeldicke Dirn,
und ich schlepp den schweren Sack
mit den großen Birn'.

Schneeflöckchen, Weißröckchen

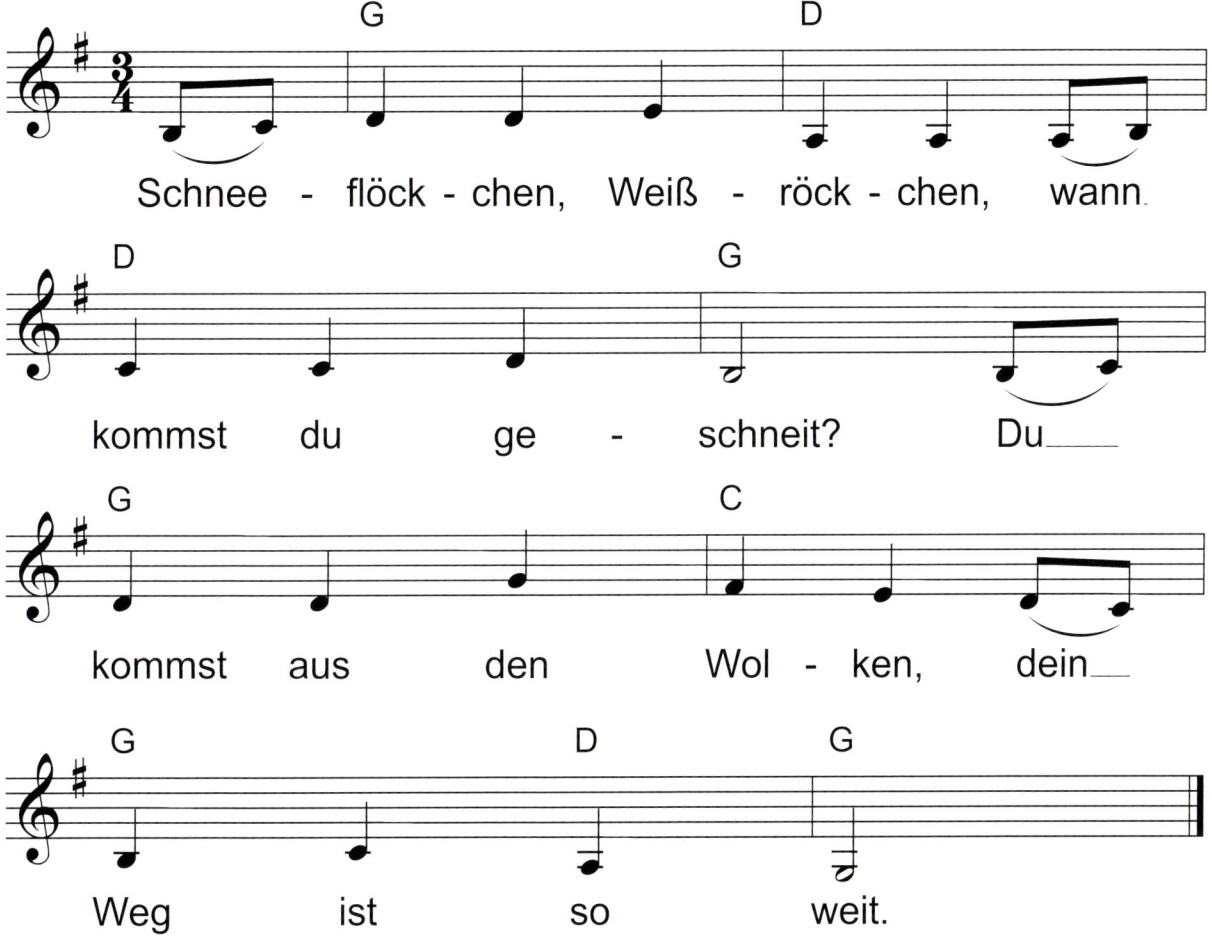

Komm, setz dich ans Fenster,
du lieblicher Stern.
Malst Blumen und Blätter,
wir haben dich gern.

Schneeflöckchen, ach decke
die Saaten geschwind.
Sie frieren, du wärmst sie,
so bittet das Kind.

Schneeflöckchen, Weißröckchen,
so kommet doch all,
dann mach ich den Schneemann,
dann werf ich den Ball!

Alle Jahre wieder

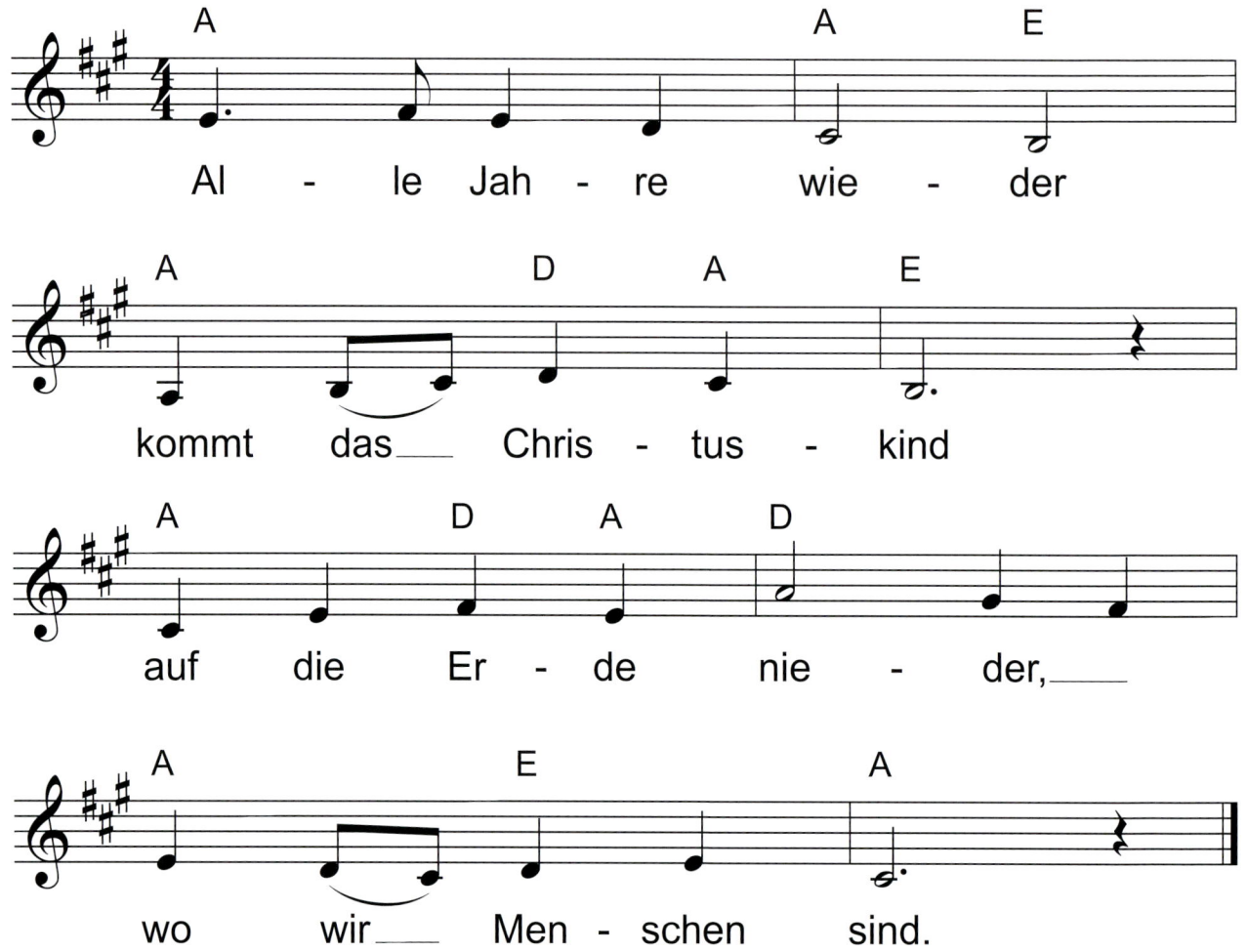

Kehrt mit seinem Segen
ein in jedes Haus,
geht auf allen Wegen
mit uns ein und aus.

Steht auch mir zur Seite,
still und unerkannt,
dass es treu mich leite
an der lieben Hand.

Winter ade

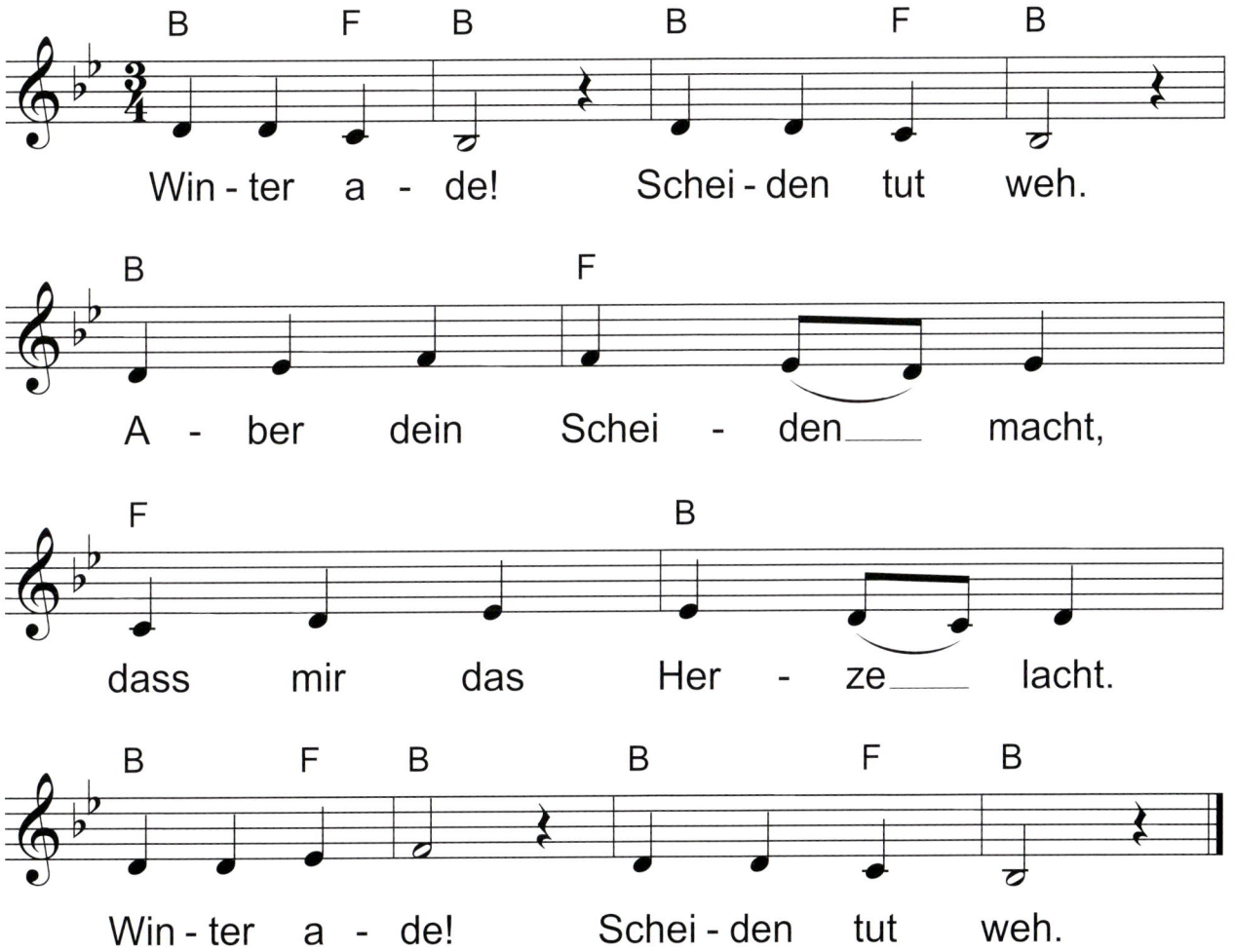

Winter ade!
Scheiden tut weh.
Gerne vergess ich dein,
kannst immer ferne sein.
Winter ade!
Scheiden tut weh.

Winter ade!
Scheiden tut weh.
Gehst du nicht bald nach Haus,
lacht dich der Kuckuck aus!
Winter ade!
Scheiden tut weh.

Bildnachweise:

Cover: © pixabay/ © Silke Voss	S. 47: © Gina Sanders/fotolia.com	S. 86: © Borys Shevchuk/fotolia.com
S. 10: © Dionisvera/fotolia.com	S. 49: © Gina Sanders/fotolia.com	S. 89: © Kathrin39/fotolia.com
S. 12: © Juulijs/fotolia.com	S. 53: © andreiorlov/fotolia.com	S. 90: © Paulista/fotolia.com
S. 14: © rimglow/fotolia.com	S. 55: © Rafinade/fotolia.com	S. 91: © Alekss/fotolia.com
S. 17: © peuceta/fotolia.com	S. 56: © arsdigital/fotolia.com	S. 92: © exopixel/fotolia.com
S. 18: © R+R/fotolia.com	S. 60: © BillionPhotos.com/fotolia.com	S. 93: © chones/fotolia.com
S. 19: © Gundolf Renze/fotolia.com	S. 62: © Zerbor/fotolia.com	S. 97: © Roman Sigaev/fotolia.com
S. 23: © inna_astakhova und © Björn Wylezich/fotolia.com	S. 65: © Velyr/fotolia.com	S. 99: © Roman Sigaev/fotolia.com
	S. 66: © neftali/fotolia.com	S.101: © rcfotostock/fotolia.com
S. 26: © mbongo/fotolia.com	S. 67: © lalouetto/fotolia.com	S.102: © ExQuisine/fotolia.com
S. 28: © grafikplusfoto/fotolia.com	S. 69: © Konstantinos Moraiti/fotolia.com	S.105: © Freesurf/fotolia.com
S. 29: © LiliGraphie/fotolia.com	S. 70: © Stillfx/fotolia.com	S.106: © narstudio/fotolia.com
S. 32: © Marek Gottschalk/fotolia.com	S. 71: © Stillfx/fotolia.com	S.111: © Coprid/fotolia.com
S. 33: © Yvonne Weis/fotolia.com	S. 75: © joef/fotolia.com	S.112: © Sasajo/fotolia.com
S. 34: © Melica/fotolia.com	S. 77: © helenedevun/fotolia.com	S.113: © binik/fotolia.com
S. 39: © Lukas Gojda/fotolia.com	S. 78: © pixabay	S. 114: © Kenishirotie/fotolia.com
S. 40: © Nik_Merkulov/fotolia.com	S. 80: © Thomas Söllner/fotolia.com	S.116: © siriratsavett88/fotolia.com
S. 43: © Africa Studio/fotolia.com	S. 84: © ksena32/fotolia.com	
S. 45: © egorxfi/fotolia.com	S. 85: © Studio Gi/fotolia.com	